L. Durey, R. Hirschberg, R. Leroy
R. Mesnard, G. Rosenthal, H. Stapfer, F. Wetterwald
E. Zander Jor.

Manuel pratique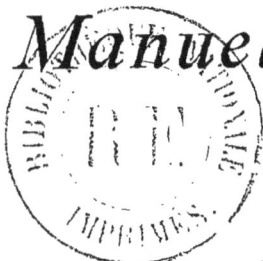

de

Kinésithérapie

FASCICULE II

H. STAPFER

Gynécologie.

Avec 12 figures dans le texte.

LIBRAIRIE FÉLIX ALCAN.

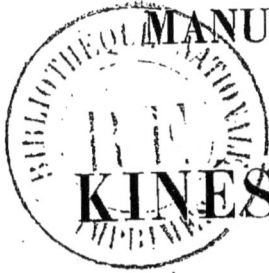

MANUEL PRATIQUE

DE

KINÉSITHÉRAPIE

MANUEL DE KINÉSITHÉRAPIE

PAR

**L. DUREY, R. HIRSCHBERG,
R. LEROY, R. MESNARD, G. ROSENTHAL, H. STAPFER,
F. WETTERWALD, E. ZANDER J^{or}**

MANUEL PRATIQUE

DE

KINÉSITHÉRAPIE

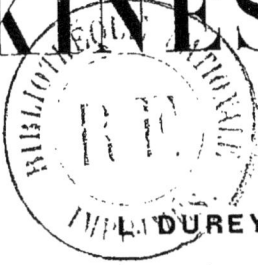

PAR

L. DUREY, R. HIRSCHBERG, R. LEROY

R. MESNARD

G. ROSENTHAL, H. STAPFER, F. WETTERWALD

E. ZANDER Jor

FASCICULE II

H. STAPFER

GYNÉCOLOGIE

AVEC 12 FIGURES DANS LE TEXTE

PARIS

LIBRAIRIE FÉLIX ALCAN

108, BOULEVARD SAINT-GERMAIN, 108

1912

PRÉFACE

L'auteur de cet ouvrage a été souvent qualifié de combatif. Il s'en déclare honoré plus que d'un titre ou d'une croix, parce que sa seule arme est la probité scientifique. « J'aime beaucoup la vérité et n'ai point peur de la dire », s'écriait Verneuil dans un inutile appel au sens médical des jeunes collègues qu'on appelait déjà les opérateurs de l'avenir [1].

Eux et leurs successeurs ont justifié les appréhensions du vieux maître, homme de sens avant d'être médecin, et *médecin* avant d'être chirurgien. La plupart sont restés ce qu'ils paraissaient dès l'origine, aussi gynécologues qu'était obstétricien le châtreur de porcs Nück quand il ouvrit dextrement sa femme.

Depuis vingt ans les ouvrages de l'auteur fondés sur la recherche expérimentale et sur la clinique protestent au nom de guérisons inespérées et de maternités conquises, au nom des Français à naître (P[es] J[ves] : N° 8) contre toute méthode destructive d'épithéliums germinatifs, faiseuse de dégénérescences physiques et psychiques ou simplement de tissus cicatriciels.

[1]. Discours sur la Chirurgie. Grenoble, 1885.

Ce nouvel ouvrage est une nouvelle *protestation scientifique*, plus suggestive, plus substantielle, ultime peut-être car le temps fuit.

Deux cents pages ne pouvant se substituer à six cents, le Traité de 1897[1] n'est pas remplacé, par ce Manuel qui le complète pour la physiologie et le corrige pour la pratique.

Louant ou blâmant, il parle en critique des diverses méthodes kinésiques, mais reste attaché à l'originelle, qui, méthode de choix, se perd ou s'amoindrit faute d'être intégralement appliquée.

Bralant lui a donné le nom de Brandt-Stapfer. Voici la justification de ce double patronat.

Brandt, Suédois, est, sans discussion, le créateur du système de traitement qualifié par lui : Gymnastique Gynécologique.

Stapfer; Français, est, sans discussion, de tous les élèves de Brandt, le seul qui se soit préoccupé de garder intacte la pratique du maître rebouteux, et le seul qui ait tenté une interprétation scientifique de ses effets.

Il a expliqué les miracles incontestables de cette thérapeutique, par un réflexe que Goltz a vainement cherché et qui est l'antagoniste du réflexe inhibitoire signalé par ce savant. Stapfer a fourni la démonstration expérimentale de ce *réflexe dynamogène*.

Ses recherches l'ont incidemment conduit à la découverte d'une forme de syncope non décrite, la *systolique*, plus fréquente que la diastolique.

1. *Kinésilhérapie Gynécologique*. Paris, Maloine.

L'examen clinique, répété chaque jour pendant plusieurs mois sur une même femme a encore permis à Stapfer de constater des faits ignorés des médecins parce que leurs examens sont isolés. Parmi ces faits, citons en particulier : l'existence physiologique et l'heure de *deux* molimens congestifs mensuels et non d'*un* seul comme l'enseigne l'École ; l'époque précise de ces deux molimens qu'un mémoire à l'Institut et ce manuel rattachent, l'un à la maturation du follicule de de Graaf, c'est le *molimen de la ponte ;* l'autre à la maturation du corps jaune, c'est le *molimen cataménial ;* les *vaso-dilatations et vaso-constrictions périodiques génitales et erratiques* accompagnées ou non de *toxémies* que les molimens déterminent ; enfin l'altération spéciale du tissu conjonctif (*cellulite*), fille des troubles circulatoires et mère de la chronicité, c'est-à-dire de la Misère Gynécologique.

Par là Stapfer a jeté un jour nouveau sur la Physiologie normale et pathologique des organes féminins et la connaissance de ses travaux importe en Gynécologie, en Médecine générale et en Psychologie.

Une collaboration scientifique ou pratique, souvent fructueuse, toujours dévouée, parfois tenace, source d'amitié vraie, fut assurée à Stapfer pendant près de vingt ans. Il est juste d'inscrire en tête de cet ouvrage les noms de ces amis et collaborateurs : BLOCH, BRALANT, COMTE, GEOFFROY SAINT-HILAIRE, PERCHERON, ROMANO, SAQUET, WETTERWARLD.

Février 1912.

GYNÉCOLOGIE

PREMIÈRE PARTIE

HISTOIRE CRITIQUE DU DÉVELOPPEMENT DE LA MÉTHODE BRANDT-STAPFER
(1847-1912)

Les prédécesseurs de Brandt. — Création et vicissitudes de sa
Méthode. — Diffusion en Europe. — Imitateurs, dissidents, contrefacteurs.

Bien que le mot massage, d'étymologie grecque ou arabe,
nous appartienne par le provençal et que la gymnastique médicale ait eu de remarquables défenseurs dans notre pays, avant
la création du système scandinave de Ling, la Kinésithérapie
gynécologique est l'œuvre de Thure-Brandt, officier gymnaste de l'Institut de Stockholm, ayant droit à la pratique
médicale sous les réserves de nos anciens officiers de santé.

Quels ont été les prédécesseurs de Brandt? On a toujours
des prédécesseurs, inconscients ou conscients.

L'idée d'exécuter sur le ventre dolent des frictions calmantes, a germé dans quantité de cerveaux dès l'antiquité,
de l'Orient à l'Occident. Wetterwald dans ce Manuel (fasc. 1)
nous montre, après Dally, que 6.000 ans avant Jésus-Christ
on se servait du *mouvement-médicament*. La vertu mirifique
attribuée par un Chinois, que cite Cautru, au *Remuement du*

petit cœur du nombril, est proche parente de notre réflexe.
L'élévation de l'utérus prolabé, origine de la renommée de
Brandt, sa première invention, dont les effets infidèles et
pourtant avérés sont encore un mystère, aurait été pratiquée
par les Tsiganes; mais il y a loin d'un procédé à un système,
d'une friction à une méthode, d'une méthode empirique à
une méthode scientifique.

Parmi les prédécesseurs nous ne sommes documenté que
sur les Sénépart, famille Flamande, petite dynastie de mas-
seuses puis de masseurs du ventre, dont les représentants
ont exercé à Marchienne-au-Pont près Charleroi, puis à Jol-
lin-Merlin et exercent encore à Frasnes-lez-Buissenal dans
le Hainaut. La bisaïeule du dernier Sénépart, sage-femme, a
débuté vers 1780 ou 1782. Ayant remarqué que les frictions
circulaires du fond de la matrice étaient capables d'arrêter
les hémorrhagies et n'avaient pas les inconvénients du tam-
ponnement, cette matrone eut la pensée d'user de frictions
analogues et calmantes pour les malades. Elle restreignit sa
pratique à son pays et instruisit sa bru, qui réussissant à
son tour, voulut faire de son fils un médecin et l'envoya à
Paris. Les événements de 1848 l'en chassèrent et renonçant
au doctorat il s'établit dans son pays, continua les traditions
de l'aïeule, donna de l'extension aux affaires et ses cures firent
du bruit. C'est le *grand* Sénépart. La famille entoure de respect sa mémoire. Il avait l'âge de Brandt, qui a certainement
correspondu au moins une fois avec lui.

De quels procédés usait Sénépart? Les malades venaient
en séjour chez lui, et étaient traitées trois fois par jour.
L'index était introduit dans le vagin ou dans le rectum. La
main libre massait extérieurement. Pas de gymnastique.
Ayant pris l'habitude après les découvertes Pastoriennes de
tremper son doigt dans un flacon d'eau bouillie, au lieu de se

servir d'huile ou d'axonge, il serait arrivé à Sénépart de dire aux clientes intriguées par le contenu, et crédules : « *Ça, c'est mon secret.* »

Sénépart appartenait à cette catégorie de rebouteurs avisés, mais à la main bienfaisante, que les médecins font condamner quand ils les gênent, et auxquels ils s'adressent au besoin pour guérir leurs femmes et leurs enfants. Une de nos clientes a été traitée jadis avec succès par une femme Sénépart qui se disait de la famille flamande. Cette cliente, depuis de longs mois aux mains de Tarnier, avait eu l'adresse de la masseuse par son médecin, qui, ayant expérimenté de cette façon les heureux effets du traitement, lui confia sa propre femme que Tarnier soignait aussi en vain.

Les débuts de Brandt remontent à 1844. Il opposait alors à toutes sortes d'affections des deux sexes les exercices musculaires et les manipulations extérieures confondus à l'Institut de Ling sous le nom générique de Gymnastique, l'équivalent du mot Français massage n'existant pas dans la langue scandinave.

C'est de 1847 que Brandt et son premier appui doctoral, Levin, datent la méthode. En 1865 Levin a fait sur ses origines un Rapport circonstancié. (P^{es} J^{ves} — N° 1). Elle s'inaugura par la réduction du prolapsus rectal d'un soldat, au moyen de tractions vibrantes opérées sur l'S iliaque (A et A').

« *La lecture accidentelle d'un travail sur les maladies des femmes et spécialement du chapitre consacré aux descentes utérines, ajoute Levin, provoqua chez Brandt la pensée que des manipulations plus ou moins semblables devaient remettre l'organe en place et l'y maintenir.* »

L'occasion ne se présenta que treize ans plus tard. En attendant, Brandt s'occupait d'autres désordres des organes génitaux et les traitait comme précédemment par la Gymnastique générale Suédoise, car de 1859 date l'invention des exercices *spécifiques* qui arrêtent ou favorisent les écoulements sanguins.

Le 10 août 1861, Brandt traita et guérit en vingt jours son premier prolapsus utérin (Pes Jves — Nº 1 : B). A cette époque Brandt ignorait l'examen gynécologique. Des médecins, intrigués par cette cure extraordinaire, examinaient les femmes et vérifiaient eux-mêmes la guérison.

Si les prolapsus utérins s'étaient fait attendre treize ans, dorénavant ils ne manquèrent pas. (Pes Jves — Nº 1 : C).

Suivant Levin, les cas contrôlés par Sylven, Erlandsonn et par lui étaient suffisants pour encourager la méthode. Il avait personnellement échoué; mais défiant de lui-même, de l'impéritie des autres aussi, sans parler des jugements précipités et de l'envie prompte à dénigrer, Levin conseilla de faire venir l'inventeur lui-même à Stockholm. Il prononça les paroles suivantes dignes de Socrate : « *Mieux vaut s'abstenir que confier des expériences à des imitateurs de deuxième ou troisième main, dont les résultats peuvent motiver des conclusions fausses. M. Brandt est actuellement seul initié, et la puissance d'action d'un seul n'offre aucune garantie de continuité. Il faut assurer cette continuité. Sa consécration serait un honneur pour la Gymnastique Suédoise et pour le Corps Médical de notre pays.* »

Hartelius prit la parole dans la discussion qui suivit, pour défendre Brandt contre l'accusation que la jalousie suggère dès qu'une découverte semble se confirmer, celle de n'être pas l'inventeur. Il cita deux cas traités par lui, Hartelius, avec autant de succès que Brandt. Georgii avait de son côté réduit des prolapsus rectaux. Hartelius insista donc pour que le conseil de Levin fût suivi.

Ni l'un ni l'autre de ces Sages ne fut écouté par la tumultueuse Assemblée des Médecins de Stockholm. La majorité refusa tout contrôle et la minorité fut en proie à de telles attaques que Brandt n'osa plus exposer ses amis à pareille mésaventure. Rebuté, il se renferma dans l'étude clinique, cherchant à se perfectionner dans l'examen des femmes. Rapidement il devait y passer maître. « *Brandt pourrait bien être le père du palper combiné au toucher,* » a dit Josephson à Stapfer. Brandt a porté la palpation bi-manuelle à sa plus haute perfection en y joignant le massage. C'est ce que Pinard a nommé « *palper-massage* »; mais la palpation bi-manuelle simple date, en France, au moins de Lisfranc.

En 1866 la méthode *empirique* était achevée. Brandt l'appelait : « *Mon traitement local.* » Cinq ans environ, sans compter la période embryonnaire où fut découverte la gymnastique spécifique, furent consacrés à cette création. Aux prolapsus rectaux et utérins avaient succédé les déviations. Brandt devait acquérir dans leur réduction une virtuosité sans pareille. Ce sont ses tours de maître, heureusement accessoires, mécaniques. Autrement importante fut la constatation « *que son traitement possédait une sphère d'action plus étendue qu'il ne se l'était figuré d'abord,* » c'est-à-dire était capable de ramener à l'état physiologique les organes atteints de phlegmasie chronique, de les libérer quand ils étaient fixés, de cicatriser et non d'épidermiser les ulcérations, de prévenir les avortements. Un fait le frappa tout particulièrement, celui des résultats opposés du traitement : « *La diminution des utérus agrandis et l'agrandissement des utérus diminués* ».

Observation exacte, à rapprocher de celle d'Hippocrate au livre des Articulations (Littré) : « *Le massage resserrera une articulation trop lâche, et relâchera une articulation trop rigide.* » Les mêmes effets en apparence contradictoires sont constatés pour la pression sanguine. Les hyper et les hypo-tendus reviennent à la normale.

En 1868, Brandt qui avait déjà mis sous presse une bro-chure en langue scandinave (Ind. Bibl. — Brandt : a,) publia une plaquette dont notre pays eut la primeur. (Ind. Bibl. — Brandt : c.)

« *Ce petit livre, travesti en français, fut offert sous un aspect tel qu'il était fatalement destiné à être lu avec le pouce et jeté au panier en compagnie des réclames de charlatans.* » (Ind. Bibl. — Stapfer : a. page 7.)

Nous découvrons, à la lumière de vingt années d'expérience scientifique, au fond de la brochure française, un essai d'in-terprétation des effets de la méthode.

Brandt avait deux doctrines, l'une exotérique, l'autre ésoté-rique. L'exotérique faite pour la foule, c'est la doctrine banale de résorption directe des humeurs stagnantes. Elle suffit au médecin-mécanicien dont l'esprit court s'arrête aux résultats palpables et ne voit que l'automatisme des liquides fusant par expression dans le tissu cellulaire. Et voilà pourquoi Brandt a eu tant d'élèves, médiocres et traîtres. *Traduttore = Tradi-tore.* La doctrine mécanique ne satisfaisait Brandt qu'à moitié. L'étonnante résurrection de l'état général de ses patientes ne lui avait certainement pas échappé. En tout cas, il voyait que les petits moyens mis en œuvre par lui, aboutissaient souvent à de grands résultats. Il s'était donc créé une autre doctrine. Celle-là ésotérique. C'est son *magnétisme* que ses ennemis empaumaient, pour le renvoyer avec leurs moqueries à ce prétendu disciple de Mesmer, et que ses amis, firent très opportunément supprimer de l'ouvrage publié plus tard en Allemagne. Brandt conserva toute sa vie cette doctrine dans son for intérieur, et lorsque Stapfer se rendit à Stockholm, du jour où Brandt sentit que ce Français prétendait pénétrer la lettre et l'esprit de sa méthode et passer au crible de la science toutes ses idées, il s'ouvrit à lui de son fameux magnétisme. Stapfer ne comprit pas grand'chose à son discours assez incohérent et se contenta de l'écouter avec la déférence qu'inspirait la sincérité de l'homme ; mais quatre ans plus tard il se souvint de ce qui lui semblait alors une divagation. Dans le petit livre français (p. 22 et 50) Brandt dit : « *J'ai cherché à inculquer à mes élèves, qu'il entre dans ma méthode des effets déterminés sur le système nerveux... Probablement le magnétisme y entre pour une bonne part ; mais tous mes vrais élèves, ayant réussi aussi bien que moi dans le traitement, je ne possède aucun pouvoir spécial.* »

Débarrassé de ce que nous nommons à présent suggestion, et du mesmérisme qui donna beau jeu aux détracteurs, restreint au sens adopté par Ling lui-même dans son enseignement, de « *force nerveuse ou potentiel électrique* », le magnétisme de Brandt n'est pas autre chose que le réflexe de Stapfer.

En 1872, Brandt faillit avoir un appui professoral. Sköldberg le convia à Stockholm, avec l'intention de donner à sa méthode la sanction officielle dont il la jugeait digne. Sköldberg mourut la veille de sa première leçon.

En 1873, Nissen, médecin de Christiania, laissant de côté le sot amour-propre qui empêche un docteur de se faire instruire par un empirique, se mit ouvertement à son école. C'est par Nissen que Brandt apprit à ne pas interrompre les traitements pendant la menstruation, ce qui diminua leur durée de moitié. Stapfer donne dans ses ouvrages une explication de cette surprenante abréviation (page 102).

Brandt eut vers la même époque un premier contrefacteur. Cet irrégulier, qui est Norström, entendait se former seul et tirer parti de l'invention pleine d'avenir, d'un rebouteux « *incapable de diagnostic* ».

Norström résolut d'importer en France la nouveauté scandinave à laquelle il donna le nom de massage utérin, sabrant ainsi dès l'abord la moitié de la méthode c'est-à-dire la gymnastique. Malgré ses fautes, c'est justice de le mettre à sa place, en sentinelle avancée des imitateurs français. Il restera personnalité historique.

Norström, après avoir couru toute l'Europe en 1871 à la recherche d'une gynécologie curative, l'avait ramassée au retour, à ses pieds, dans son propre pays. Il croyait donc à un succès facile, par la France révolutionnaire et généreuse où il s'était enrôlé comme ambulancier pendant la guerre. Norström quitta, dit-on, son pays en homme pressé. Il avait essayé de la chirurgie et confondu kyste et grossesse. Pour cette futile raison on l'aurait invité à partir. O candeur scandinave! Si la France était aussi pointilleuse, de combien de célébrités nous serions privés!

Comment Norström trouva moyen, le 18 janvier 1876, de lire à l'Académie un travail que la Faculté frappa plus tard d'anathème, serait incompréhensible si l'on ne savait que de pareilles lectures, favorisées par les relations d'intérêt ou d'amitié, se font à la galopade dans le brouhaha d'ouverture et ne paraissent même pas dans le Bulletin.

Voici ce qui survint la même année, grâce à l'autorité officielle, « *pire obstacle au progrès* », a dit Bacon.

Un élève du service de Péan qui avait accueilli Norström à Saint-Louis, choisit d'enthousiasme le massage utérin pour sujet de sa thèse inaugurale. Il n'y eut pas de soutenance. Le président dit au candidat : « *Monsieur, vous avez dérangé un jury pour apprécier un travail dont je ne veux même pas lire le titre à haute voix. Les élèves sérieux n'ont pas le droit de prendre un pareil sujet. On détruira les exemplaires, et vous reviendrez dans trois mois avec une thèse nouvelle. Estimez-vous heureux d'en être quitte à si bon marché.* »

On se demande quelle torture *moyenâgeuse* la bonté de ce Président, qui confondait massage et masturbation, épargnait au candidat affolé ? Le bourreau n'eut pas à intervenir dans l'auto-da-fé de la destruction ; mais l'impression laissée par l'impudicité d'un travail que personne n'avait lu, et l'anathème prononcé par un professeur chaste « *qui n'osait même pas énoncer le titre* » eurent si longue portée que, quinze ans après, Brouardel accordant à Stapfer sa mission en Suède lui conseillait d'éviter l'expression de massage utérin (Pces Jves — No 7).

La communication de Norström à l'Académie a été publiée. C'est le premier (Ind. Bibl. — Norström : a) de ses nombreux ouvrages. Pour être agréable aux Français il rend hommage hors de propos, à Estradère, compilateur, à Phélippeaux, à Laisné, inventeur oublié qui revivra, à Dally, au Hollandais Metzger de réputation mondiale. Aucun d'eux ne s'est occupé réellement de gynécologie. Pourquoi ne pas citer aussi le vieux Tissot ? Berghmann et Helleday dont Norström reproduit *in extenso* l'excellent travail sur les effets physiologiques mécaniques du massage, sont seuls à leur place. N'oublions pas cependant Brandt, qu'il fallait bien mettre dans un petit coin.

Prochownick a dit avec raison (Ind. Bibl. — c. : *in* Introduction) que de la communication de Norström on ne pouvait tirer d'enseignement technique. Ne conservons que la statistique de ses résultats, confirmés en bloc à Stapfer par Péan leur témoin et admirateur.

Métrite chronique : 126 cas, 43 guérisons complètes, 70 incomplètes ; 13 échecs.

Prolapsus utéro-vaginal : 12 cas, 10 guérisons complètes, 2 incomplètes.

Endométrite hémorrhagique : 9 cas, 9 guérisons complètes.

Parmi les métritiques, sur 7 femmes stériles, 3 restèrent infécondes, 2 conçurent, 2 ne donnèrent aucune nouvelle. Ainsi Norström avait guéri ou amélioré le prolapsus *sans* employer la manœuvre de Brandt dite Elévation (voyez dans ce Manuel : prolapsus page 154 et P^{os} J^{res} — N° 1) et il avait arrêté des hémorrhagies par le massage, *sans* gymnastique.

Nous retrouverons Norström plus tard, car à ce moment effarouché par le cri des *Aigles*... du Capitole, il se terra.

En 1880 Brandt publia une brochure (Ind. Bibl. — Brandt : d) dont nous n'avons pas connaissance ; puis en 1884 il composa un livre (Ind. Bibl. — Brandt : e). Composa n'est pas le mot propre. Ce *Gymnastiken* est moins qu'ordonné. Le style en est souvent incompréhensible, même pour les Suédois. On déconseillait à Stapfer de le lire. « *Si Brandt*, dit Stapfer dans son Rapport, *avait, comme je le croyais, ce sens inné, ce don qu'on appelle esprit clinique, ce livre devait en porter le sceau... et être de l'homme même, tandis que ses ouvrages postérieurs, émondés, corrigés... n'étaient plus de l'homme même.* »

Donc, Stapfer se fit traduire le livre. Il trahit l'illettré et le mystique. Resch l'a « *travesti* » en Allemand, et Stas a mis l'Allemand en Français. Travesti est un mot de Brandt qui en voulait à Resch, de l'avoir tronqué. La gymnastique est incomprise et le rhabillage du reste est indiscutable. Cependant quelque chose reste, car l'opuscule de Stas dont Brandt remit à Stapfer avec dédain, un exemplaire, ouvrit ses yeux sur la génialité de l'auteur.

Six ans avant Resch et quatre avant l'introduction de la méthode en Allemagne, un article sur le massage avait paru à Berlin. Il était de Otto Bunge. Où ce médecin prit-il l'idée de cette pratique ? Elle flottait dans l'air. L'existence d'un Suédois rebouteux de ventres malades était connue. Les Allemands ne partageaient pas nos sots préjugés. A l'affût des nouveautés ils lurent la statistique de Norström et ne la déclarèrent pas d'emblée charlatanesque.

C'est Otto Bunge, qui inspira Prochownick de Hambourg, le plus remarquable sans conteste de tous les praticiens indépendants de Brandt. « *Lorsqu'en* 1882, dit Prochownick, (Ind. Bibl. — c : Introduction), *je commençai à m'occuper du massage, je n'étais pas en situation de m'instruire personnellement chez Brandt. Il m'était également impossible de trouver ni dans ses ouvrages ni dans les livres d'auteurs français* (Prochownick, après et sans doute d'après Norström, avait cru qu'Estradère, Phélippeaux et Laisné s'étaient occupés de gynécologie), *surtout de Norström, une technique qui pût me servir de guide... J'avançai donc seul, avec le travail d'Otto Bunge qui a eu le mérite de défendre le massage gynécologique en savant, tandis que d'autres tels que Chroback et Hegar n'ont fait que des allusions au sujet.* »

Le concept physiologique du médecin Hambourgeois est le concept banal *mécanique*, d'évacuation des tissus engorgés à l'aide de pressions et de pétrissages directs.

La gymnastique dont Prochownick ignore les *effets spécifiques locaux* n'existe pas pour lui. Il a deux sortes de massages. L'un est qualifié actif, l'autre passif. Ce dernier seul est original et consiste dans l'introduction quotidienne, par la malade, de boules ou de cylindres gradués, primitivement destinés à étendre les tissus cicatriciels. Parfois Prochownick se contentait de ce procédé « *dont l'efficacité,* dit Stapfer, *résultait moins de la dilatation que de la répétition journalière d'une manœuvre faisant office de massage rapide, analogue à celui des bougies Béniqué dans les rétrécissements*

de l'urèthre comme le comprenait Tillaux. » Le massage actif
de Prochownick était celui de Norström — malgré qu'il en
eut — et des innombrables confrères qui se figurent que les
doses massives ont seules de l'action. C'étaient des pétrissages, des étirements. Pas un mot de la vibration, cette
manœuvre délicate, mêlée aux autres si intimement que les
mains de Brandt tremblaient un peu, même au repos. Norström « *écrase contre le pubis* ». Prochownick « *presse comme
sur une pomme de terre cuite dont on veut faire éclater la
peau* ». Aussi faut-il s'entourer de précautions. On veille sur
la température. La malade reste étendue après les séances.
L'asepsie égale celle des opérations parce que le doigt introduit « *érode* » les muqueuses.

Malgré ses offenses et sa brutalité, malgré l'association des
drogues, des tampons, des pessaires, etc., Prochownick a eu
de très beaux résultats. Quand un médecin applique le forceps
sans art et laboure les tissus maternels pour extraire un fœtus
mal saisi, blessé, mais en définitive arraché à la mort, ce
résultat ne prouve pas que l'opérateur est bon mais que le
forceps est une belle invention.

Prochownick n'est ni un lanceur de nouveautés ni un
attacheur de grelots. Ses observations portent le sceau de la
probité clinique. Ce sont de véritables leçons de diagnostic
et d'étiologie gynécologiques, d'interventions utiles, ou inutiles, de massages bons et mauvais. C'est une collection de
résultats en somme excellents malgré l'infériorité d'une
technique qui expose les femmes et qui a entraîné plusieurs
accidents graves dont un mortel ; mais les kinésithérapeutes
gynécologues en possession de la bonne méthode feront bien
de méditer Prochownick, de suivre les phases par lesquelles
ses idées hésitantes ont passé. Préoccupé avant tout de l'exac-
titude des faits, il laisse les théories au second plan, se con-

tredit au besoin et reconnaît ses erreurs. Au début de sa pratique de masseur, ce chirurgien cautérise, curette, énuclée, laparotomise, et considère le massage presque comme pis aller, en tous cas comme succédané du couteau. A la fin il incline à lui accorder la première place. « *Dans les cas les moins favorables, le massage donne de meilleurs résultats que les autres traitements... C'est un grand triomphe de la thérapeutique... Toute intervention chirurgicale devrait être précédée de massage.* » Conclusion identique à celle de Stapfer dans sa lettre à Pozzi (P^{es} J^{ves} — N° 6).

Dès 1885-86, Prochownick et son inspirateur Otto Bunge ne sont plus seuls adeptes en Allemagne ; un coup de théâtre ouvre toutes grandes les portes à Brandt. A l'instigation du célèbre Nobel, Profanter se rend à Stockholm. A l'instigation de Profanter, Schultze invite Brandt à Iéna. Il arrive avec Nissen.

On avait réuni seize cas divers. Brandt a raconté à Stapfer que ces femmes étaient entièrement nues. A l'aspect de cette inutile exhibition, à laquelle il n'avait jamais recours, Brandt eut un mouvement de recul et se tournant vers le professeur et sa suite : « *Couvrez-les*, dit-il, *pour que je les examine.* » Quelques-uns des médecins présents, incrédules et opposés de parti pris, malgré le témoignage de Profanter, se regardèrent en souriant. C'était la confirmation de ce qu'ils avaient dit entre eux, avant l'arrivée du guérisseur suédois : « *Il ne doit même pas savoir explorer !* »

Le rebouteux réservait une surprise aux docteurs. Par sa palpation délicate et son fin toucher, il arrivait en pleine veille des malades, avec les yeux de ses doigts, aux résultats pour lesquels les gynécologues de maîtrise avaient eu besoin de chloroforme, de speculum, et de force.

Les diagnostics concordaient. Il fallut bien se rendre.

Skutsch témoin oculaire dit : « *La précision de Brandt éga-lait la nôtre.* »

Profanter a laissé du séjour de Brandt à Iéna une rela-tion remarquable sous le titre : *Die Massage*. La gymnastique est oubliée ; et c'est l'ouvrage *princeps* allemand sur *la méthode*.

Sous l'impulsion de Schultze et de Profanter, un flot de médecins fut drainé vers Stockholm. Brochures et articles de journaux foisonnèrent à Vienne et à Berlin. Parmi les auteurs signalés dans notre Index, distinguons, outre Resch déjà mentionné comme traducteur du *Gymnastiken*, Seiffart, qui a critiqué la méthode de Prochownick et traité sévère-ment avec raison les publications de Reybmair ; Preuschen qui attachait grande importance à la gymnastique particu-lière aux prolapsus ; Theilaber qui le premier fit remarquer à quel point le massage facilite le diagnostic ; Ziegenspeck, le seul Allemand qui se soit tout à fait spécialisé, mais en chirurgien.

Pour tous, le *Behandlung* est *Mechanisch*. De plus, nul n'a compris la *spécificité* des exercices congestifs et décongestifs. Schauta était une exception aux yeux de Brandt et par ce motif, son favori.

« *En théorie, la mécanique, en pratique la force et, de plus, l'abandon de la gymnastique, telles sont les trois erreurs commises par les Allemands et dans lesquels ils ont persévéré.* » (Ind. Bibl. — Stapfer : a.) Ils se sont créés une méthode « *d'après* » Brandt et « *chacun a son petit système à lui* », écrit Freudenberg, dans un article où il justifie Stapfer que Vineberg avait accusé de chauvinisme.

Par Slaviansky et par Snieguireff, dès 1888 la Russie emboîta le pas de l'Allemagne. Au IIIe congrès de médecins slaves, en 1889, Soutougine posa les conclusions suivantes :

« 1° *la méthode de Brandt est un puissant moyen thérapeutique ; 2° ses indications et contre-indications ne sont pas encore posées ; 3° il est urgent d'instituer des expériences.* » Soutougine avait raison. On ne se rendait pas compte de ce qu'on faisait, on voguait en plein empirisme, faute d'interprétation physiologique.

En 1889, Norström voyant la hausse barométrique du Centre et de l'Est, essaya de chasser les nuages de l'Ouest. Nous le retrouvons renégat, sans technique autre que la force ; mais ses 54 observations et leurs résultats auraient dû forcer l'attention (Ind. Bibl. — Norström : c.).

La même année, dans notre pays aussi, le nom de l'inventeur fut *honoré pour la première fois* par une Polonaise, doctoresse de la Faculté de Paris. Poussée en Suède par un bon vent, Mlle Goldspiegel — plus tard, Mme Sosnowska — mettait au monde à son retour, un opuscule de seize pages, où sont résumés les procédés d'exploration, de massage et de réduction du maître scandinave ; mais notre consœur passe sur la Gymnastique spécifique, « *comme chat sur braise* » dit Bourcart.

Cinq ans après, Mme Sosnowska publiait douze observations, fruit de son expérience personnelle. En 1903 (Ind. Bibl. : c.), elle a résumé le massage en quatre mots, « *on appuie, on pousse, on tire, on frotte* ». Rien de plus simple. Remarquable démonstration de l'inconscient réflexe.

Norström, outre son gros *Traité général* de 1891 (Ind. Bibl. d.) a encore publié en 1892, une forte brochure. Dernier travail gynécologique avec 31 observations qui portent à 232 un bilan scientifiquement critiquable, mais de chiffre imposant.

En 1891, Brandt mit sous presse son *Gymnastiken* allemand (Ind. Bibl. : f.) dont la seconde édition date de 1893.

C'est le *Gymnastiken* suédois de 1884, débarrassé de l'inintelligible par des amis ; mais aussi dénué de didactique et sans saveur de terroir.

Les principaux amis étaient Schauta et le Suédois Lindblom partisan convaincu, mort prématurément. Brandt les tenait pour fermes appuis de la gymnastique. Alors il est étrange que ces collaborateurs n'aient pas su mettre ordre et clarté dans le pêle-mêle des XLIII exercices. Tout est laissé au même plan, comme s'il s'agissait de drogues uniformément toniques. Pour Schauta, nous avons dit que ses préoccupations étaient déjà ailleurs ; quand à Lindblom il n'a pas eu l'initiative nécessaire.

Quoi qu'il en soit, aucun Allemand, aucun Suédois, sauf peut-être Nissen que nous n'avons pas lu, et Lindblom, n'a expérimenté la gymnastique spécifique. Ils se sont arrêtés à l'absurde *a priori* scolastique. Ziegenspeck cité par Wetterwald (Ind. Bibl. : a.) déclare que « *la théorie des effets locaux de la gymnastique répugne à son esprit et que la pratique l'assomme* ». Josephson déclare à son tour « *qu'il ne croit pas qu'on puisse arrêter une hémorrhagie avec des exercices de bras ou de jambes* ». Un autre Suédois, esprit distingué, masseur dont les succès ont fait, pendant des années, concurrence à Brandt et qui reconnaissait modestement la supériorité du célèbre gymnaste sans se demander d'où elle venait, Helleday, se servait de la gymnastique en guise de reconstituant ; pas autrement. Stapfer lui avait envoyé une malade dont il libéra habilement les organes ; mais les règles de cette malade déjà ménorrhagique, prirent pendant son séjour en Suède une surabondance débilitante, sous l'influence de massages trop énergiques qu'aucun exercice décongestif ne contrebalançait. Stapfer en fit la preuve. Il arrêta les pertes au moyen des exercices hémostatiques, et à deux reprises recula l'échéance des règles. Or, elles avançaient chaque mois depuis dix-sept ans.

Au concert Européen du massage prit part en 1880 l'Américain Reeves Jackson. L'Italie et l'Espagne s'y joignirent tardivement. La Suisse les précéda de beaucoup, en 1888 avec Vulliet et en 1891 avec Jentzer et Bourcart, qui, en apparence disposés à changer la face des choses, et, vrais élèves de Brandt pour commencer, ouvrirent un Traité de compilation sur la méthode, par la gymnastique, illustrée de dessins assez macabres mais suggestifs. Malheureusement l'exercice spécifique le plus important, l'*abduction* fémorale, est décrit comme *adduction*. Dans la préface, Jentzer — mort aujourd'hui — et Bourcart s'expriment ainsi : « *Depuis deux ans que nous pratiquons le massage à Genève, nous avouons très franchement que les mouvements gymnastiques étaient complètement négligés par nous et cela au détriment de nos malades.* » Voilà qui est clair et très probe.

Or, dans une publication postérieure qui devrait résumer dix-huit ans de pratique et où cependant l'observation clinique et physiologique personnelle ne tient pas plus de place que dans le traité de 1891, Bourcart (Ind. Bibl. : d.) *renie* la gymnastique spéciale de Brandt. On ne s'explique pas comment cet *abandon* qui causait du tort en 1891, n'en cause plus en 1909.

Nous reconnaissons dans la phrase écrite en 1891 un propos familier à Brandt. Prônant la méthode, Bourcart a répété le propos en disciple qui jure sur la parole du maître. Il n'a pas expérimenté ou il a mal expérimenté la gymnastique, et l'a mise au rancart comme Josephson, parce qu'il n'avait pas de théorie à son usage, ou, plus simplement, comme Ziegenspeck, parce qu'elle l'ennuyait.

En renonçant à ces fameux mouvements de bras et de

jambes qui avaient rendu « *si grand service aux malades* », Bourcart ajoute qu'il les abandonne « *malgré les efforts de certains élèves de Brandt pour les conserver* ».

Les « *certains élèves* » sont des Français arrivés bons derniers, à la rescousse, et qui se sont appuyés non sur des affirmations gratuites, mais sur des faits scientifiques qui prouvent l'excellence de la gymnastique à perpétuité, et pas seulement pour l'an de grâce 1891. Si l'admirable gymnastique n'a pas été tuée par les contrefacteurs de Brandt, c'est à Stapfer et à son école qu'on le doit.

Dès 1892, Stapfer dont la mission date de 1891, imprime dans son rapport à l'Académie de médecine : « *Je suis, de par les faits, au clair sur la valeur curative de la gymnastique.* » Les faits se sont multipliés. En 1897, c'est déjà par centaines qu'ils s'opposaient à la naïve *incrédulité* de Josephson, à l'*ennui* de Ziegenspeck et aux *assertions sans preuve* de Bourcart.

En 1895, Pozzy et Bouilly essayèrent d'étouffer dans l'œuf le massage. Monod mit le *haro* (Société de Chirurgie).

En 1898 et 1909, Pinard et Hartmann demandèrent pour leurs élèves deux leçons sur la Kinésithérapie, que Pinard avait accueillie dès 1893. Dans le Rapport, et dans ces deux leçons (Ind. Bibl. : a. i. l.), Stapfer a fait le récit des incidents instructifs qui ont déterminé et accompagné son voyage, provoqué et orienté les recherches que ce Manuel expose.

Les Thèses et Publications principales inspirées par la Méthode s'échelonnent depuis 1895 et ont pour auteurs : Romano, qui assista Stapfer dans ses expériences physiologiques sur le *Réflexe dynamogène ;* Peltier Goussakoff (Thèse inaugurale de compilation sur la *Méthode de Brandt) ;* Guillarmou (*Gymnastique hémostatique*) ; Geoffroy Saint-Hilaire, qui a fourni la *preuve anatomo-histologique de la Cellulite* ou *Présclérose ;* Bloch (*Rétro-déviations utérines*) ; Bralant, qui outre plusieurs brochures a communiqué 309 observations personnelles sur les *Œdèmes* et les *Fibromes*, au Congrès de Physiothérapie de 1910 ; Jourdain (*Congestions intermenstruelles*) ; Sibirtzoff (*Dysménorrhées*), sous l'inspiration de Quincieu ; Wetterwald, qui élargissant le champ de la Cellulite en a fait le principe de presque toutes les *névralgies et névrites;* Lutikoff (thèse inaugurale de compilation sur la *cellulite*). En 1912, fut communiqué à l'Académie des Sciences (Ind. Bibl. Stapfer : p.) le Mémoire sur les *vagues utéro-ovariennes*. La II⁰ Partie de ce Manuel s'ouvre par un résumé de ce mémoire.

Ici se clôt (1912, Avril) l'histoire contemporaine d'une incontestable trouvaille dans l'art de guérir, de soulager, de conserver les organes qui assurent la perpétuité de l'espèce et l'individualité de la femme. Soixante-dix ans de succès répétés entre les mains de l'inventeur, entre les nôtres, et entre celles de médecins qui nous ont précédé ou suivi, prouvent l'excellence du principe *hors même de la méthode de Brandt*.

Répandue d'abord en Allemagne avec la force d'un fleuve, elle s'est bientôt heurtée à la marée montante chirurgicale ; mais les ruisseaux éparpillés ont été en définitive officiellement captés. Le massage est aux médecins et l'Université l'enseigne. En Russie même captation par l'autorité. La kinésithérapie gynécologique et son enseignement dépendent des Facultés. En France où les plus importants travaux ont été publiés, où a été faite la principale captation, la captation « *scientifique* » réclamée par Soutougine en 1889, l'*officielle* manque. Le mauvais vouloir et l'indifférence coupable arrêtent l'essor[1].

1. Dans un Traité de Gynécologie médicale récent, ouvrage de *compatriotes*, le massage et la gymnastique sont tout juste mentionnés,

et leurs manœuvres indiquées à contre-sens, d'après une thèse Franco-Russe *où l'erreur n'est pas commise.* Le mot kinésithérapie n'est même pas imprimé. « La méthode de Brandt, est-il dit, fort en vogue dans plusieurs centres médicaux étrangers, est *moins connue en France.* » L'heureux éditeur de ce Traité ayant demandé à l'un des auteurs pourquoi les travaux Français n'étaient même pas signalés, celui-ci répondit : « *Nous parlons de ce que nous connaissons, pas d'autre chose* » (*sic*). Principe excellent !... mais alors..... pourquoi parler de Gynécologie ?...

DEUXIÈME PARTIE

PHYSIOLOGIE NORMALE ET PATHOLOGIQUE

CHAPITRE PREMIER

LES VAGUES UTÉRO-OVARIENNES

Influence locale et générale de l'évolution du follicule
et du corps jaune.

Le *phénomène des vagues* gouverne la gynécologie. Il
faut donc l'étudier ailleurs que dans ce résumé clair mais
trop succinct.

Sa découverte est le résultat de recherches commencées
en 1892, elles ont abouti en 1911 à la solution d'un problème
biologique poursuivi pendant près de vingt ans.

Est-ce du neuf ? oui ; mais du neuf cousu à la vieille et
solide étoffe des maîtres gynécologues de tous les temps.

Les filles et les femmes, saines ou malades, éprouvent
chaque mois, *à deux reprises*, des troubles *locaux* ou *généraux*, bizarres par leur variété, légers ou intenses, objectifs
et subjectifs, manifestes ou latents, propres à dérouter le
médecin.

Locaux et survenant un peu avant le milieu du mois, ils
consistent en symptômes qui ressemblent aux signes avant-
coureurs des règles pourtant éloignées de deux grandes
semaines. Habituellement, la crise passe inaperçue ou se
borne à des phénomènes psychiques, et s'évanouit sans

laisser de traces. D'autres fois, la douleur, la pesanteur l'accompagnent. Par exception, de petites règles dites de quinzaine, et souvent un écoulement leucorrhéique, l'expulsion d'un bouchon muqueux, des évacuations séreuses, la terminent.

Encore locaux ; mais survenant à la fin de la troisième semaine, les phénomènes ressemblent aussi aux symptômes avant-coureurs des règles, et constituent en réalité leur prodrome normal. Cette crise, à l'état physiologique, s'évanouit comme la première, est suivie d'une phase de bien-être, puis les règles coulent indolores, à l'heure réglementaire, au XXIXᵉ jour. D'autres fois, les règles, toujours indolores, avancent jusqu'à se montrer à l'issue même de la crise. Ce sont les règles du XXIᵉ jour. D'autres fois, au contraire, les malaises inhérents à la crise persistent, ou ne s'apaisent que pour renaître à l'approche de l'écoulement et redoubler pendant son cours. Cette *dysménorrhée* est d'autant plus prononcée, en général, que les règles sont plus retardées.

Généraux et survenant pendant l'une ou l'autre des deux crises, les phénomènes consistent en symptômes morbides, qui sont pris souvent, en raison de leur extra-génitalité, pour des affections indépendantes de l'appareil utéro-ovarien, symptômes gastriques, hépatiques, intestinaux, cardiaques, pulmonaires, pharyngiens, sensoriaux, dont la véritable origine peut échapper. Fréquents sont les troubles de la mentalité. Les plus bénins consistent dans ces psychopathies passagères que le vulgaire dénomme : histoires de femmes.

Locaux et généraux, génitaux et extra-génitaux, légers ou graves, les phénomènes congestifs et plus ou moins infectieux qui caractérisent les deux crises, concordent avec des modifications périodiques de l'appareil sexuel. De plus, la seconde au moins concorde avec des *altérations du sang* indice certain d'une moindre résistance de l'organisme aux toxines.

Voici l'explication des faits :

Au lieu d'*un* seul *Molimen Hemorrhagicum* mensuel, les femmes en ont *deux :* celui des règles ou molimen cataménial — qui ne les accompagne pas, comme on le croit ; il les précède de *sept* jours, — et un autre intermédiaire qui précède de *trois ou quatre* jours le milieu du mois [1].

Vingt-huit jours francs séparent normalement deux époques menstruelles, à compter du début de l'écoulement qui reparaît le vingt-neuvième ; un mois lunaire par conséquent et non un mois solaire, sauf les inévitables contingences.

Pendant ces vingt-huit jours, deux vagues de sang envahissent les organes pelviens à intervalles sensiblement égaux et à jours fixes.

Le *culmen* de la vague intercalaire correspond au XVᵉ jour et le *culmen* de la vague cataméniale au XXVIIIᵉ.

Les *creux* qui précèdent chaque vague correspondent, *au plus bas,* pour la première aux Xᵉ, XIᵉ, XIIᵉ jours — c'est notre premier Molimen, *très marqué chez les malades,* et pour la seconde, aux XXᵉ, XXIᵉ, XXIIᵉ — c'est notre second Molimen.

Au *creux* des vagues correspond une congestion passive locale, un ralentissement circulatoire, une stase reconnaissable à l'engorgement ou œdème des organes malades.

L'engorgement disparaît quand les vagues montent et à

1. Ce molimen intermédiaire a été signalé sous le nom de congestion ou dysménorrhée intermenstruelle, par plusieurs cliniciens observateurs en France et à l'Étranger. Courty en a donné la meilleure description. Tous ont considéré le phénomène comme exceptionnel et pathologique ou surphysiologique. Cette dernière interprétation appartient à Négrier, qui expliquait le molimen intermenstruel par la suractivité ovarienne.

leur *culmen* correspond un stade d'accélération circulatoire.

Il y a donc chaque mois, quatre stades successifs et alternatifs, deux d'engorgement et deux de dégorgement.

Pendant l'engorgement, les organes sont lourds, et le ventre grossit. Pendant les dégorgements, les organes s'allègent, et le ventre s'aplatit.

De là des erreurs graves de diagnostic dues à ce que nous avons appelé en 1897 : l'*aspect protéique* des lésions génitales.

Le phénomène des vagues ne peut être suivi que par l'observation quotidienne des malades. L'habitude médicale des examens isolés a retardé la découverte.

L'engorgement causé par les périodes moliminaires dans leur phase passive est tel en certains cas qu'on croit à des phlegmons dangereux, à la formation soudaine du pus, à des grossesses extra-utérines et que la castration est déclarée urgente.

Les vagues à leur *culmen*, emportent ces *symptômes tapageurs*. Alors la circulation se précipite dans des canaux largement dilatés. A la phlébectasie passive avec constriction artérielle, se substitue une vaso-dilatation de tout le réseau vasculaire. *A la mare succède une rivière.*

La première des deux périodes d'accélération sanguine concorde avec les XIVe, XVe, XVIe, jours, la seconde avec les XXVIe, XXVIIe, XXVIIIe, Ier, IIe, IIIe.

Les deux stades successifs d'engorgement et de dégorgement n'entraînent pas seulement des modifications locales, mais des modifications générales en contraste aussi évident que l'infiltration et la désinfiltration locales. L'économie entière subit l'influence des vagues. Nos phases moliminaires causent des congestions fugaces, alarmantes parfois, d'organes éloignés de la zone génitale.

Tous les systèmes sont atteints. Nous avons nommé

en 1897, ces troubles, vaso-dilatations et vaso-constrictions *erratiques* et *alternes* car l'alternance entre les congestions génitales et extra-génitales est de règle. On peut ajouter *toxiques*, puisque la toxémie compagne possible des troubles vaso-moteurs se révèle de diverses façons. Les moins graves sont les dermatoses passagères, les psychopathies fugaces, etc.

Enfin, d'après certaines observations que la médecine générale devra contrôler, les véritables entités morbides indépendantes de l'état général subissent l'influence des vagues, *s'aggravent* lorsqu'elles baissent, *s'amendent* quand elles montent. Il y a donc pour les femmes des *jours fatidiques*.

Les observatrices connaissent la première vague, l'intermenstruelle. Le premier molimen est, nous le répétons, plus marqué chez les malades que le second (fig. 1). Les Françaises le qualifient « *période noire* » ou « *quinzaine* ». Les Allemandes l'appellent « *Mittelschmerz* » et les Anglaises « *middle pain* ».

Comment expliquer les deux vagues ?

L'explication pathologique (Courty, etc.) est une erreur relative. La surphysiologique (Négrier) une erreur absolue.

Primitivement Stapfer a rattaché après Courty, à la pathologie, ces faits constatés d'abord sur des malades ; mais leur périodicité les rattachait logiquement à la physiologie. L'observation familiale de perturbations physiques et psychiques survenant chez des vierges en bonne santé, lors des molimens, acheva de le persuader.

La pathologie n'était ici que le verre grossissant, déformant et révélateur de la physiologie.

Deux phénomènes naturels présidaient aux vagues. Ce ne pouvait être que la ponte et l'évolution du corps jaune ; mais à quelle phase et dans quel ordre ?

Il fallait pour la solution du problème connaître exactement la date de l'évolution du follicule de de Graaf et celle des états ou phases lutéiques.

Or, aucune publication de Frænkel[1] ne renseigne, à cet

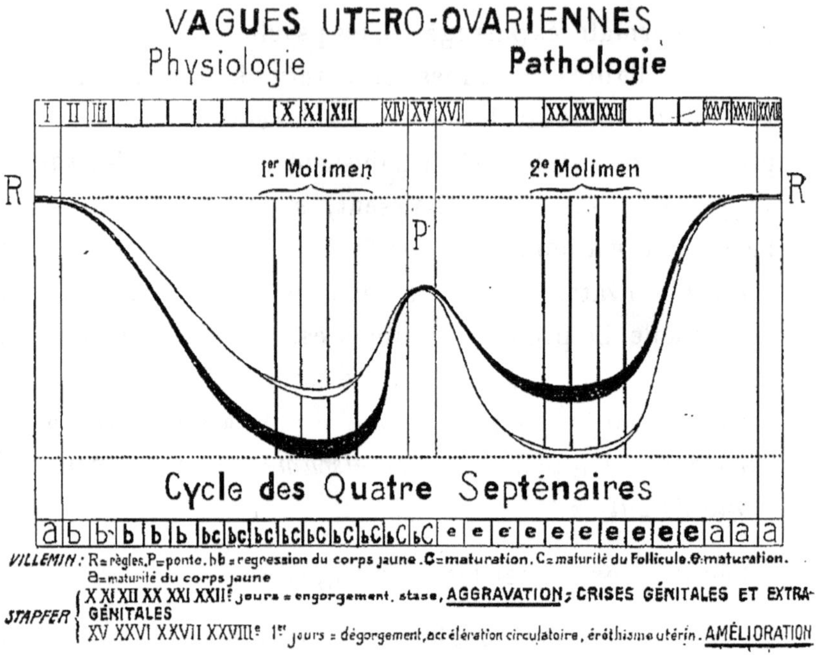

Fig. 1.

égard. Les collections de coupes ovariennes non plus, car aucune n'indique le quantième exact du mois lunaire.

En 1907, une note d'Ancel[2] et en 1908 la thèse documentée de Villemin[3] ont fourni la clef anatomique du phénomène des vagues. Villemin a examiné au jour le jour, *trente-neuf* ovaires *sains* extraits par la chirurgie ignorante et coupable du Ier au XXVIIIe jour de la période intermenstruelle. Le physiologiste Lyonnais a ainsi précisé les phases folliculaires et lutéiques.

1. A partir de *Die Funktion des Corpus Luteum. Arch. f. Gyn.*, 1903.
2. Société de Biologie. *Cause de la menstruation.*
3. *Le corps jaune considéré comme glande à sécrétion interne.*

Voici l'explication des vagues et leur concordance avec le tableau de Villemin.

Le stade d'engorgement de la première correspond à la maturation du follicule de de Graaf qui se rompt au *culmen* de la vague, le XV⁰ jour.

Ainsi contrairement à Pouchet et à Pflüger la ponte se fait *au milieu du mois* et non à son échéance. *La vague intercalaire est la vague de la ponte* (Marsh, Villemin, Stapfer). Le stade d'engorgement de la seconde correspond à la maturation du corps jaune. Il précède de sept jours les règles. Lui succède la maturité du corps jaune dont le *summum* correspond au *culmen* de la vague cataméniale qui aboutit à l'émonctoire naturel pendant lequel le corps jaune se flétrit en régressant (Frænkel et Villemin).

Telle est la solution histo-physiologique du problème. La biologie féminine s'éclaire singulièrement par cette solution.

Dès avant la puberté jusqu'à la ménopause, pendant toute la vie génitale, y compris la grossesse (car il y a certainement pendant celle-ci, des pontes avortées ou non, et de plus une évolution spéciale du corps jaune dit gravidique), les vagues gouvernent la physiologie et la psychologie normales et pathologiques de la femme.

Elles influencent avec une régularité d'horloge l'être féminin, valide ou malade, sa cérébralité, la marche des affections abdominales, leur recrudescence, leur déclin, l'évolution des affections extra-abdominales, leur tendance à s'aggraver ou à guérir.

Propter ovum et corpus luteum, VALIDA *aut* ÆGROTA, *mulier est id quod est*, disons-nous, modifiant l'ancien adage *propter uterum, mulier est id quod est*.

Quand le déclic de l'horloge de la ponte et du corps jaune se fait au temps propice, quand les deux vagues s'élèvent et s'abaissent avec régularité, quand l'émonctoire naturel et normal parachève le cycle, l'équilibre est parfait... autant qu'il peut l'être chez la femme.

Quand l'arythmie passagère des vagues cause une perturbation locale de l'évolution du corps jaune, alors les toxines endogènes errantes se fixent ici ou là. Une affection extra-génitale, peut naître ou s'aggraver qui ne disparaîtra ou s'améliorera, qu'avec le retour ou l'approche de l'émonctoire menstruel normal.

Quand l'arythmie est habituelle, quand les organes génitaux sont malades, alors, la *misère gynécologique* s'installe grâce à la chronicité de molimens pathologiques. A la congestion sans cesse recréée, s'ajoute l'auto-infection si les toxines du corps jaune ne sont pas éliminées.

Par la désharmonie des vagues la femme reste au moins une dolente, une empoisonnée périodique, une déséquilibrée, parfois une impotente ou une détraquée, si quelque thérapeutique physiologique — par excellence le *massage abdominal* — n'intervient pas à temps pour *rythmer et assainir* la circulation générale, en rythmant et assainissant la circulation du ventre, car l'une est indissolublement liée à l'autre, comme nous le démontrerons dans le prochain chapitre.

Le phénomène des vagues utéro-ovariennes a des conséquences telles, et intéresse à si haut point la pathologie génitale et la pathologie générale de la femme, que nous n'avons pas hésité à qualifier notre Mémoire d'*Introduction à tous les Traités de gynécologie.*

La connaissance exacte de l'aspect protéique des lésions génitales, des troubles vaso-moteurs erratiques et alternes, de l'instant où circulent les poisons endogènes, où l'altération de la masse totale du sang met la femme en état de réceptivité, et aussi la connaissance des heures de défense, en un mot, l'étude de nos jours fatidiques *bons* et *mauvais*, importe à tous les médecins tant pour le diagnostic que pour le pronostic et l'intervention.

Le kinésithérapeute en particulier doit savoir au juste quelle période du cycle des quatre septenaires traversent les femmes pour apprécier à leur juste valeur les améliorations ou les aggravations locales, pour les annoncer d'avance aux malades, leur épargner le découragement causé par la périodicité des rechutes et aussi l'illusion d'un progrès qu'elles croient définitif, qui le sera ou pourra l'être, mais après d'inévitables reculs. Le kinésithérapeute doit connaître l'heure où les organes sont lourds, fixés, irréductibles, et celle où, légers, ils tendent à l'instauration physiologique, pour modifier le genre et le mode du traitement. Quoique la plupart des cures kinésiques ne comportent guère de variations, tel massage ou telle durée de massage, tel exercice gymnastique, peuvent convenir à telle ou telle période du cycle qui ne conviendront pas à telle autre. La solution du problème des vagues nous a beaucoup appris et apprendra beaucoup à d'autres.

On peut arriver à un calcul rapide, instantané, du quantième du cycle. Chaque malade doit avoir présents à la mémoire la date et *le jour* du début des dernières règles. Le médecin compte alors très vite par septenaire. Exemple : si les règles ont commencé un lundi, le lundi suivant sera le viiie jour, et les autres lundis les xve, xxiie et i^{er} du cycle des quatre septenaires.

Ce résumé est suffisant pour faciliter au lecteur l'intelligence de notre thérapeutique, mais l'analyse, si importante, des phénomènes DOIT ÊTRE LUE dans le mémoire *in extenso*[1].

1. *Les vagues utéro-ovariennes*. Stapfer, *in* OEuvre Méd. Chir. du Dr Critzman, N° 69. Paris, Masson. Brochure de 40 pages.

CHAPITRE II

LA THÉRAPEUTIQUE PAR LE MOUVEMENT

Effets réflexes et mécaniques du massage et de la gymnastique.

I. — LE MASSAGE

Le massage du ventre est un « *tonique cardio-vasculaire, un fabricateur de globules rouges, un destructeur de microbes et de toxines, un régulateur de la température* ». Tous les travaux de Stapfer, et d'autres aussi, le prouvent.

Les effets mécaniques du massage sont secondaires et cèdent le pas aux réflexes. Parmi ces derniers il en est un général dont l'action est comparable à celle de l'hydrothérapie reconstituante avec une puissance double ou triple, parce qu'il représente la répercussion de modifications locales que la douche ne détermine pas. C'est le *réflexe dynamogène*.

Pour le massage et la gymnastique gynécologiques, Stapfer parait être jusqu'à présent le seul expérimentateur de propos délibéré ; mais sur le massage en général, beaucoup de travaux ont précédé les siens. On a signalé la puissance de résorption, les effets sur la pression sanguine, sur le système nerveux, sur la contractilité naturelle et électrique des muscles, sur le péristaltisme, sur la température, etc., etc. En France, Lagrange a laissé sur le sujet de nombreux ouvrages. L. Petit dans sa compilation des œuvres de Reibmayr énumère quantité d'auteurs étrangers et les résume. Manquent parmi les bons, Berghmann et Helleday, Kleen et Naumann. Les deux derniers ont incidemment fait des recherches sur le massage du ventre. Kleen a fourni aux études de Stapfer un appoint rétrospectif (P^es^ J^res^ — Nº 2) ; mais c'est le physiologiste Goltz qui l'a inspiré après la clinique[1].

On cite partout Goltz comme s'étant occupé du massage, parce qu'il tapotait le ventre du « Job de la physiologie ». L'attention de Stapfer fut ainsi appelée sur l'illustre Allemand ; mais une première lecture de ses œuvres le découragea parce qu'elle lui apprit que Goltz n'avait jamais songé au massage, et ne considérait même pas comme tel ses tapotements de grenouilles. En quête de voies réflexes abdominales de l'excitation cardiaque, Goltz employait les coups sur le ventre comme procédé d'excitation.

Stapfer revint à Goltz quand même. Il se trouve en effet que le tapotement est un mode de massage. De plus l'hypothèse clinique, directrice de Stapfer, était précisément celle de Goltz, l'existence d'un réflexe abdominal, expliquant l'inexplicable, le *prodigieux choc en retour du massage du ventre sur l'état général,* et les effets visibles de ce réflexe ne pouvaient être que circulatoires.

Par malheur — et ce fut un plus grand désappointement — Goltz avait échoué. Bien mieux il ne réussissait qu'à épuiser le cœur ou à le paralyser ; mais, comme malgré cet échec, le célèbre physiologiste avait conservé la conviction, qui animait Stapfer, de l'existence d'un réflexe accélérateur *« démontré par quantité de faits de la vie courante »,* Stapfer pensa que ses procédés de douceur pouvaient être antagonistes de l'ordinaire brutalité de Goltz. N'y avait-il pas entre eux l'abîme qui sépare l'excitation d'un nerf de sa section ?

1. *Arch. de Virchow.* Vol. XXVI. Berlin, 1863.

La critique approfondie des mémoires de Goltz, les contradictions qui s'y découvraient affermirent encore Stapfer. Il reprit les expériences, en institua d'autres et finalement découvrit ce que Goltz avait en vain cherché : *le réflexe accélérateur*.

Comte, préparateur au Collège de France, dirigea les opérations et Romano assista Stapfer qui lui fit don, pour une thèse inaugurale, de ses idées et du récit intégral des événements, écrit *séance tenante*. C'est une sorte de journal de bord ; tous les faits sont mentionnés ; chacun peut y puiser. Stapfer y puise encore, car on n'explique pas toujours sur-le-champ ce qu'on observe.

Les effets mécaniques du massage, avons nous-dit, sont à peu près nuls. Ils se restreignent à l'expression de sérosités qui fusent et s'étalent dans les mailles du tissu cellulaire, théorie chère aux partisans de la force. Quiconque a pratiqué le massage ou simplement constaté ses effets, met au second plan la théorie mécanique. Huchard[1] parlant de la *digitale des doigts*, terme expressif par lequel il a caractérisé le pouvoir diurétique, qu'Hirchsberg notre collaborateur a découvert, l'explique d'abord par une vaso-dilatation mécanique et ajoute aussitôt qu'il conviendrait mieux d'admettre un retentissement sur le cœur par le réflexe dynamogène de Stapfer, et Huchard cite ses deux lois : 1° « *La circulation locale abdominale, tient sous sa dépendance l'intégrité de la circulation générale ; 2° en refaisant la circulation abdominale on refait la circulation générale.* »

Dans les réflexes, réside l'action vitale qui fait la puissance du massage. Sans eux il ne serait rien. On se rallie de plus en plus à cette opinion, à ce principe fondamental, car de lui

1. Acad. de médecine, 1898.

dépend la technique Française surtout en gynécologie. Stapfer la résume ainsi : « *Douceur, légèreté de main, séances brèves, doses homéopathiques.* » Nous disons technique Française parce que d'autres masseurs compatriotes, Saquet le premier peut-être, ont adopté d'eux-mêmes, empiriquement, le principe de la douceur. Dagron insiste sur la « *caresse* » des muscles pour supprimer leur contracture. Stapfer a fait du massage abdominal doux et court une méthode, et lui a donné une base physiologique.

De petits moyens étant suivis de grande résultats, par cela seul, l'action réflexe est démontrée. Elle l'est encore mieux par la répercussion du massage local sur les fonctions générales. Alors la simple logique met en infériorité, l'influence mécanique, les hautes doses et la force.

Les effets réflexes seuls expliquent l'augment des globules rouges, la rutilance des règles de nos malades. Les génitales impotentes qui trottent après quelques séances, ou dont le *facies* se transforme au jour le jour sont une autre preuve, ambulante, patente des effets réflexes. Si Helleday, Norström, Prochownick, Ziegenspeck, tous les indépendants, tous les contrefacteurs de la méthode ont eu par la force et malgré ses inconvénients, d'éclatants résultats, si par contre, des manœuvres en apparence insignifiantes, ont été suivies de succès entre les mains prudentes d'ignorants rebouteux, si Stapfer inexpérimenté a réussi, c'est que les uns et les autres excitaient sans le savoir un réflexe. Sans lui pas de résultats. Est-ce qu'on vit sans respirer ?

Il y a des effets réflexes locaux, et des effets réflexes généraux. Voici un exemple des effets locaux :

Lorsqu'on masse par expression ou pétrissage, un sein engorgé de lait, si la douleur est supportée, on obtient difficilement l'évacuation du trop plein. C'est un effet mécanique.

Lorsqu'on se contente d'appliquer la pulpe de quatre doigts sur les canaux galactophores durcis et les *acini* gonflés, et d'exécuter une vibration fine, indolore, après quelques instants, le ruisseau qui s'échappe du mamelon est assez abondant pour tremper les linges. C'est un effet réflexe. On a substitué la contraction à la contracture que stimulait l'autre manœuvre.

Bralant a provoqué de cette façon le passage de calculs dans les uretères, et leur expulsion. Le phénomène analogue de l'évacuation brusque, spontanée, des kystes tubaires, sans pression directe et non pas pendant les séances de massage, mais dans l'heure qui suit, est très fréquent. Stapfer (Ind. Bibl. : o.) a relaté le fait d'un hydro-salpinx dont l'évacuation s'accélérait par les vibrations exécutées avec la paume, le long de la colonne vertébrale.

Les effets réflexes locaux sont encore démontrés par un phénomène constant du massage. Nous faisons allusion à l'ascension des viscères, intestin, estomac, utérus, annexes. Toujours à rechercher, tendant à se produire malgré l'impéritie du masseur, obtenue *au maximum* par les praticiens qui se conforment à notre enseignement, l'élévation des viscères n'est pas le résultat mécanique du refoulement que la main exécute ou *croit* exécuter en vibrant de bas en haut : elle est spontanée. C'est le fait de l'allègement produit par l'accélération circulatoire réflexe.

L'effet réflexe général est démontré par la clinique et la physiologie. La démonstration clinique se résume dans l'exemple vulgaire qui suit : quand on masse le ventre d'une salpingitique (P^es J^ves — N° 9) réduite au perpétuel alitement, aux noyades d'eau chaude, aux tampons, aux ovules, — en attendant une castration plus ou moins prochaine, — avant même que les organes méconnaissables par l'œdème qui les

agglutine, soient mobilisés, on voit la femme se lever, venir
aux séances kinésiques d'un pas de plus en plus léger, accuser
un bien-être depuis longtemps inconnu, escompter une guérison tout juste ébauchée. Il n'y a aucune relation apparente
entre la petite amélioration locale, et le grand relèvement
général (Traité p. 34-47. Communication au Congrès International, 1910, etc. etc.).

A. — *Effets dynamogènes.*

*Elévation de la pression. — Maximum obtenu par la pre-
mière excitation. — Massage escamoté.*

Lorsqu'on masse le ventre d'un animal par frictions circulaires légères, bréves, entrecoupées de pauses (Pᶜˢ Jᵛᵉˢ — Nᵒ 2,
VIIᵉ séance : nᵒ 2), on excite le cœur et les vaisseaux.

On constate : 1° pendant le massage, la contraction du
réseau mésentérique (oviducte ou intestin, blanc, nacré) et

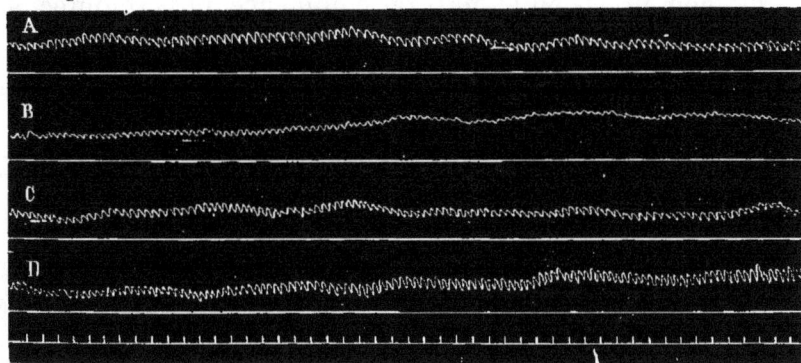

Fig. 2.

A. Avant massage. — B. Pendant. — C. Une minute après. — D. Deux minutes après.

simultanément la contraction de l'appareil circulatoire entier,
cœur et périphérie ; 2° après le massage et pendant les
pauses, la dilatation de l'appareil circulatoire entier puis l'accélération fougueuse d'un courant bien rythmé. Le graphique de la circulation capillaire des doigts de la femme

(fig. 2) le dessin de la membrane interdigitale des gre-nouilles (Traité : fig. 216) représentent ces phénomènes.

A chaque excitation des doigts du masseur correspond une élévation de la pression sanguine. La chose a la plus haute importance. Insistons donc.

En France, Huchard et Cautru ont conclu d'observations cliniques que « *le massage abaissait la pression* ». Il importe de ne pas confondre le résultat final avec l'excitation. Le résultat final est toujours le même ; tendance au retour de la pression normale. Le massage abaisse les hypertendus et relève les hypotendus ; mais à chaque excitation, après un abaissement qui dure le temps d'un éclair (p. 174), la pression s'accroît. Un *maximum* qui parfois n'est pas retrouvé concorde avec la première. La pression carotidienne (P^{es} J^{res} Nº 2 — XXIIIᵉ séance, fig. 11), s'élève haut et brusquement au moment précis où le massage commence, puis retombe, saute tant que le massage dure, capricieusement, parce que les petites pauses rendent le massage saccadé. Le massage fini, la pression revient à la normale.

La notion d'élévation *maxima* au début des excitations est capitale en pratique. Elle explique en effet comment les massages de Stapfer se composent d'une série rapide d'exci-tations et sont *très courts* (p. 171), pour ainsi dire ESCAMOTÉS, surtout en commençant les cures et parfois pendant leur durée entière. Voilà tout le secret de sa *prétendue* virtuosité.

B. — *Effets inhibitoires.*

Abaissement de la pression. — Inhibition généralisée cardio-vasculaire. — Inhibition localisée mésentérique. — Le ventre, régulateur cardiaque. — Le massage hé-roïque. — Les deux syncopes, diastolique et systolique.

Lorsqu'on masse par frictions circulaires fortes, pro-longées, sans pauses, le ventre d'un petit animal, ou les vis-

cères *à nu* d'un gros animal — et alors la force est inutile —
le résultat final est la vaso-dilatation persistante, c'est-à-dire
la parésie d'un territoire ou de la totalité du réseau mésentérique, et la pression décroît momentanément. Si à cette
parésie se substitue la paralysie, la pression s'abaisse défini-
tivement (P^es J^ves N° 2, — VIIe séance : n° 1). Par les mêmes
raisons, le massage ou l'examen, forts, prolongés, d'un ventre
de femme peuvent provoquer l'adynamie passagère, quelques
heures de malaise ou la syncope, à condition que cette
femme soit une malade ; à plus forte raison si le ventre est
brutalisé.

Il ne suffit pas de connaître le résultat final, nullement
exceptionnel, de l'adynamie passagère, ou celui plus rare de
la parésie, de la paralysie, ou de la syncope.

La succession des phénomènes cardiaques et vasculaires
offre un tel intérêt scientifique, une telle utilité pratique que
leur analyse minutieuse importe.

Au début de l'excitation forte, le cœur, les vaisseaux, la
pression, se comportent comme au début de l'excitation
légère. Le cœur s'érige jusqu'à mettre la pointe en l'air
quand l'animal est petit ; les vaisseaux se contractent en
même temps, et la pression s'élève. Si les excitations fortes
ne sont pas continuées, la réaction se fait plus ou moins lentement, le cœur reprend son volume, les vaisseaux se
dilatent et on obtient — la réaction s'achevant — le résultat
de l'activité et même de la suractivité circulatoire que les excitations légères déterminent de suite. Ainsi s'explique en physiologie comment Kleen a écrit : « *contrairement à d'autres
auteurs* (Naumann) *je n'admets pas que la force d'une excitation ait une importance capitale.* » Ainsi s'explique en
clinique comment les massages forts de Norström, de Prochownick et de tous les mécaniciens partisans des hautes

doses, peuvent avoir de beaux résultats malgré leurs inconvénients. Affaire de réaction ; mais si l'excitation dépasse les limites de la résistance, la parésie du réseau mésentérique persiste. Le sang est drainé vers l'abdomen. Alors le cœur des petits animaux reste vide, les vaisseaux aussi. La bête mourra.

Chose curieuse, contradictoire et bien instructive, l'intervention d'un massage abdominal léger, bref, sera capable de rendre au réseau mésentérique une contractilité passagère et à la circulation de la grenouille monrante une ombre de vie tôt disparue. Nous avons pu ainsi ranimer, pour quelques instants, le cœur d'animaux frappés la veille jusqu'à l'ecchymose des oviductes, à l'imitation de Goltz. et crucifiés depuis vingt-quatre heures.

Sur les grands animaux et sur la femme même affaiblie, il faudrait une violence proportionnelle pour des effets dont la mort serait la conséquence. Quant à l'adynamie passagère, aux souffrances, aux malaises plus ou moins durables, il suffit d'un massage mal fait, *d'une simple exploration* un peu violente *surtout au moment d'un molimen* pour les déterminer, et ces accidents sont très fréquents. Nombreuses sont les génitales qu'ils éprouvent à la suite d'examens médicaux. Dans ce cas, mais par exception, la syncope aussi peut survenir. Alors, le massage léger, bref, qui avait rendu à la grenouille ecchymotique, épuisée, quelques secondes d'existence rend à la femme la pleine possession d'elle-même. Instantanément, le collapsus cesse et le bien-être succède sans transition. Aux simples malaises on oppose avec avantage, préventivement, après le massage ou l'exploration, un exercice gymnastique dit abduction fémorale, qui a pour conséquence *par le mouvement exécuté* de dériver le sang du bassin dans les masses musculaires pelvi-trochantériennes, et par *l'atti-*

tude de faire affluer le sang vers les parties supérieures du corps. La raison des malaises est dans une congestion abdomino-pelvienne ; mais quelle est la cause du collapsus supprimé aussi promptement qu'il naît ? Encore un raptus sanguin viscéral, subit, produisant l'effet syncopal d'une soudaine et abondante hémorrhagie. Alors le cœur défaille. Cette syncope est toute spéciale, non classée. Ce n'est pas l'inhibition cardiaque, la syncope classique. Dans celle-ci, le cœur est gros, gorgé, noir, ralenti puis arrêté et les vaisseaux de la périphérie, inertes, sont paralysés comme lui. Les globules oscillent d'avant en arrière le long des canaux dilatés comme le cœur, puis s'arrêtent à leur tour. Le pouls, d'abord lent et mou, s'efface de plus en plus, puis s'éteint. Telle est la syncope classique diastolique ou inhibition généralisée à tout l'appareil circulatoire.

Dans la syncope consécutive aux mauvais massages ou au tapotement brutal de Goltz, l'état du cœur et des vaisseaux — sauf dans le réseau mésentérique — est radicalement opposé. Pas d'engorgement cardiaque, pas de dilatation. L'organe central est vide, contracté, rétracté, réduit d'une moitié ou d'un tiers, travaillant comme une pompe sans eau (Goltz), tant qu'il reste à son anémie croissante une goutte de liquide à lancer au cerveau et dans les membres. Dans leurs capillaires vides, resserrés, pas un globule. Seuls sont gorgés les vaisseaux mésentériques, distendus, paralysés. Là est drainée la masse sanguine. C'est une sorte d'*hémorrhagie intra-vasculaire.* Le pouls petit, file en queue de rat, puis devient imperceptible. Telle est la syncope systolique ou inhibition localisée au territoire des splanchniques.

Il y a donc deux genres de syncopes, l'une — seule connue, seule décrite par les auteurs — qui est une cardio-dilatation, l'autre — ignorée — qui est une cardio-constriction. Un fait achève le contraste, c'est que le massage du ventre, héroïque contre l'inhibition mésentérique *cause* de la cardio-constriction, est inefficace, peut-être dangereux contre l'inhibition mésentérique, *effet* de la cardio-dilatation, Du moins, il n'en prévient pas le retour. Elle se produit et se reproduit, quand l'animal y est prédisposé, car c'est une idiosyncrasie. (P^es J^ves — N° 2 : IXe séance.)

Stapfer a dénommé syncope systolique la défaillance produite par l'anémie du cœur rétracté. Goltz avait vu le phénomène sans l'opposer à la paralysie diastolique, Stapfer a doté la thérapeutique du *massage héroïque*. Depuis long-temps, les chirurgiens flagellent empiriquement le creux épigastrique des chloroformés en collapsus, mode de massage inférieur; mais l'échec fréquent de cette flagellation n'est pas imputable au procédé. C'est le chloroforme qu'il convient d'accuser. Il prédispose à la syncope diastolique et le massage est alors infidèle. De plus, si la syncope systolique était en cause, le massage aurait chance d'échouer, car le chloro-forme, capable de tuer la moëlle allongée peut à plus forte raison paralyser les nerfs de transmission du réflexe. C'est son éveil que recherchent sans le savoir les rebouteux pour dissiper les vertiges dûs à la défaillance du cœur anémié. Notre collaborateur Durey a vu dans les pugilats, les *soigneurs* user de la friction épigastrique douce pour ranimer les boxeurs étourdis par un coup sur l'estomac.

La défaillance produite par le cœur anémié est-elle d'origine réflexe ou mécanique? C'est la syncope des hémorrhagies externes ou internes, pour la production de laquelle les auteurs font intervenir à tort la paralysie cardiaque. Seule-ment l'hémorrhagie est comme nous l'avons dit, *en vase clos*, intra-vasculaire. C'est un drainage qui anémie le cœur et le cerveau. La mécanique intervient donc dans le phénomène ; cependant réflexe, primitivement, car le drainage n'est possible que par inhibition des splanchniques.

Ce qui prouve que la syncope systolique est avant tout réflexe, c'est que la violence des coups n'est pas indispensable pour la provoquer. Des causes fort variées déterminent la vaso-dilatation paralytique de tout le réseau ou d'une partie du réseau mésentérique. La lipothymie banale survenant chez les femmes et les filles, dans des salles mal aérées, quand l'estomac est plein, les vertiges qu'on éprouve parfois en se relevant après s'être accroupi, les évanouissements de la grossesse, ceux des émotions (Ind. bibl. Stapfer : h) sont d'ordinaire des syncopes ou des ébauches de syncopes systoliques, car il suffit de remuer même par dessus les jupes une ou deux fois, le paquet viscéral dont on malaxe doucement, à poignée, ce qu'on peut, pour obtenir la résurrection instantanée et définitive de la syncopée. C'est le massage héroïque.

Stapfer a écrit en 1897 que l'inhibition des vaisseaux mésentériques productrice de la syncope systolique plus fréquente que la diastolique — 80 0/0 environ — donnait probablement la clef de phénomènes pathologiques d'origine discutable, shoks opératoires, collapsus par exposition des viscères à l'air, contusions abdominales, bains pris en pleine digestion d'un repas copieux, évacuation trop prompte de liquide ascitique etc., etc., tous accidents suivis de mort subite.

C. — *Voies de transmission du réflexe*.

Son intensité variable. — Le dynamogène comme l'inhibitoire peut manquer.

L'intégrité des splanchniques est nécessaire au réflexe

puisque la section de ces nerfs (Pes Jves — No 2, XXIIIe séance) a le même résultat que les massages de brute, l'estomac plein, la ventilation insuffisante, la grossesse, le mouvement pour se relever après s'être accroupi. Seulement l'effet est poussé à l'extrême et non passager ; c'est la paralysie totale, définitive. Le massage du paquet mésentérique ne saurait ranimer la bête flasque. On est réduit à lever le train postérieur, pour remplir mécaniquement le cœur. Vain remède sans contre-coup vital !

Le graphique de l'accélération du cœur par excitation du réflexe de Stapfer et le graphique qui résulte de l'excitation directe des nerfs accélérateurs cardiaques sont identiques (Pes Jves — No 2, XXVIIIe séance). Sur le conseil de François Franck, Stapfer dans une dernière expérience (Pes Jves — No 2, XXIXe séance), a cherché si le massage abdominal contrebalancerait le ralentissement cardiaque causé par l'excitation des nerfs vagues. *Il l'a contrebalancé.*

L'intensité des phénomènes réflexes est variable et soumise aux idiosyncrasies. Le réflexe inhibitoire peut manquer. Pitres (de Bordeaux) a écrit : « *Je frappe à coups redoublés sur l'épigastre de Paule C.., hystérique, et loin d'être incommodée, elle rit de ces violences qui feraient probablement tomber en syncope un homme vigoureux et bien portant... L'anesthésie épigastrique entraîne chez les hystériques la perte d'un réflexe bien connu des médecins légistes par ce fait qu'il peut entraîner la mort subite.* » (Voyez encore les Archives démoniaques de Bourneville et Charcot). Le réflexe dynamogène, aussi, peut manquer. La thèse de Romano relate l'observation d'une chienne sensible aux excitations douloureuses, aux émotions, et privée de réflexe dynamogène. Le massage était sans action sur elle. Toutes les nuances se rencontrent dans l'intensité du réflexe chez la femme et les animaux. Stapfer a vu une femme qui en était totalement privée comme la chienne. Le fait (P^{os} J^{ves} — N° 3), a l'importance qu'on devine. Il est inutile d'entreprendre un traitement lorsqu'on sait d'avance que ses effets seront paralysés.

Stapfer qui a nommé le massage : « *un bain de Jouvence* » a encore écrit : « *c'est dix ans de renouveau que nous procurons à nos malades* ». Cela est vrai à condition qu'existe le *réflexe dynamogène*. C'est le dieu du massage comme la circulation du ventre est le dieu de la santé des femmes.

En vertu du pouvoir créateur de globules rouges, du pouvoir microbicide, du pouvoir antitoxique, démontrés par l'expérimentation et la clinique, sous l'influence d'un réflexe énergique, le massage régénère le sang et *fait fonctionner les glandes endocrines notamment le corps jaune dont l'évolution physiologique intimement liée à celle du follicule assure l'harmonie des vagues utéro-ovariennes*, étudiées dans notre Mémoire (*Loc. cit.*, p. 29). Cette harmonie assurée représente l'une des explications du succès de nos cures [1].

---

1. Quand on se prétend inventeur il convient de justifier ses prétentions, et aussi de ne pas dissimuler la part des prédécesseurs connus ou inconnus, surtout de ceux qui n'ont rien publié.

Dans tout ce chapitre, qu'est-ce qui appartient à Stapfer, et qu'est-ce qui appartient à autrui ? Il l'a dit lui-même : « *Goltz a vu et décrit avant moi le phénomène de l'olighémie et de l'anémie cardiaques par élargissement des vaisseaux du ventre. J'ai appris en 1898 ou 1899 par le Dr Lautmann (de Paris) que Stricker professeur à Vienne reproduisait le phénomène dans ses cours et définissait le drainage du sang dans les vaisseaux mésentériques* « hémorrhagie intra-vasculaire » ; *image que j'ai pu donner comme mienne en 1897 car Stricker n'a rien publié. Ni, Goltz, ni lui n'ont opposé la syncope classique (cardio-dilatation, à la syncope du cœur anémié (cardio-constriction), pas plus qu'ils n'ont vu le réflexe dynamogène qui excite l'organe et l'alimente. Stricker ne le recherchait pas. Quand à Goltz il l'a nié.* « Je ne connais pas, dit-il, « d'expérience réussissant sûrement, au moyen de laquelle on puisse obtenir

II. — LA GYMNASTIQUE

Instituer des expériences physiologiques pour l'étude du massage abdominal était chose facile. En faire autant pour la gymnastique sa succédanée, nous semble impossible, au moins pour les exercices actifs. On n'impose pas aux animaux de faire agir isolément un groupe de muscles. Force est donc de nous contenter pour l'interprétation physiologique des exercices, d'hypothèses rationnelles fondées : 1° sur les effets cliniques. 2° sur une expérience de Chauveau et Marey, 3° sur les doctrines contemporaines concernant le corps jaune et sur nos vagues utéro-ovariennes.

Nous exposons ici les notions fondamentales de la gymnastique gynécologique dont les divers exercices, réduits au strict indispensable sont décrits et figurés dans la IIIe Partie de ce manuel.

Les exercices sont actifs ou passifs. Les actifs se subdivisent en actifs libres et actifs sous résistance. Par la résistance le gymnaste se propose d'annuler la contraction synergique des antagonistes, de faire agir un groupe musculaire isolé (Wetterwald).

Comme toute la gymnastique Suédoise médicatrice, les exercices gynécologiques excluent la force. L'effort qu'ils exigent est local et pour le réduire au minimum nous faisons concorder autant que possible la contraction du groupe qui doit agir avec l'expiration, car la malade, en raison même du principe de la gymnastique à résistance, doit respirer à l'aise, n'éprouver aucune fatigue.

Les exercices gynécologiques, *arrêtent le sang, le font*

« par voie réflexe une accélération immédiate de l'activité cardiaque, alors « que la vie courante prouve par les phénomènes du pouls la possibilité d'une « pareille accélération. » C'est net. Stapfer a *découvert* le réflexe dynamogène.

couler, redressent les viscères, fortifient l'organisme. Les médicaments qu'ils représentent sont donc comme le quinquina, tantôt un spécifique, tantôt un tonique. De là deux sortes principales, de gymnastique gynécologique, la SPÉCIFIQUE LOCALE qui se subdivise en trois genres, et la TONIQUE GÉNÉRALE.

1° *Gymnastique spécifique locale.*

a. *Vaso-constrictive, hémostatique, décongestive.*
b. *Vaso-dilatatrice, hémorrhagigène, congestive.* — c. *Ortho-viscérale.*

A. VASO-CONSTRICTIVE ; HÉMOSTATIQUE ; DÉCONGESTIVE. — La contraction des muscles postérieurs, notamment celle des groupes dorso-lombaires et pelvi-trochantériens, sans effort général, dans une attitude telle que la paroi abdominale, aussi peu tendue que possible, ne soit nullement comprimée et obéisse aux mouvements respiratoires diaphragmatiques, *arrête les hémorrhagies utérines.*

Des mouvements qui arrêtent le sang ! Quelle contradiction avec l'enseignement classique ! Des exercices hémostatiques ! Voilà qui choque nos plus anciens préjugés. Le repos n'est-il pas indispensable à toute malade qui perd chroniquement du sang ? Cependant le simple interrogatoire, si négligé, des femmes intelligentes, nous apprend que le flux menstruel augmente parfois pendant la nuit et s'atténue au contraire pendant le jour par les mouvements variés du corps, suspendus avant toute fatigue. Les femmes nous apprennent aussi que certains exercices comme la marche continue. régulière, modérée, la danse, le patinage, la bicyclette sans excès, retardent et diminuent les règles. Ces affirmations donnent déjà quelque crédit à l'invraisemblable prétention de la gymnastique à l'hémostase : mais voici qui est plus invraisemblable encore et pourtant vrai : *trois ou cinq mouvements de tel ou tel groupe musculaire exécutés même une seule fois dans la journée peuvent enrayer les écoulements sanguins invétérés, et cet effet est durable.*

Quand une fille ou une femme atteinte de métrorrhagie chronique exécute trois ou cinq mouvements d'abduction fémorale (N° 2 p. 91) siège soulevé, ventre détendu, sans effort général, avec résistance alternative du médecin et de la malade de façon à faire travailler les masses fessières et dorsales, l'écoulement diminue ou s'arrête dans la majorité des cas (80 0/0 environ). Le succès absolu ou relatif, ou l'échec dépendent de l'exécution correcte, de la mesure dans les exercices, gradués suivant les forces de la malade, de l'état général, du genre de vie et des complications morbides génitales.

Quelle est l'action physiologique de cette gymnastique? Nous la croyons à la fois mécanique et réflexe. Examinons ce qu'on observe pour ce qui concerne l'abduction fémorale. Le visage de la femme se colore; le sang se porte à la tête : effet connu, mécanique, de l'attitude déclive. Il y a dérivation vers les parties supérieures du corps ; mais cette dérivation passive cesse dès que la femme se tient debout. Elle est trop momentanée pour durer. De plus, quand le siège n'est pas soulevé, l'attitude n'est plus déclive et l'action hémostatique amoindrie, subsiste. La dérivation passive par l'attitude n'est donc pas une raison suffisante.

Expérimentons en plaçant la pulpe de l'index sur le pouls vagino-utérin d'une métrorrhagique. Nous percevrons : 1° avant l'abduction fémorale, des pulsations molles et tumultueuses : 2° pendant l'abduction, des pulsations plus petites, plus difficiles à saisir, moins mêlées les unes aux autres; 3° après l'abduction, retour aux pulsations, amples, mais plus nettes, mieux rhytmées. Aux séances du début des traitements, avant les premiers résultats, l'expérience prête à caution, le doigt ne valant pas un enregistreur mathématique ; mais plus tard, quand les résultats sont acquis. quand le pouls de l'utérine indistinct à l'état normal, tend à s'effacer on reconnaît que les sensations n'étaient pas trompeuses.

Donc, outre la dérivation passive causée par l'attitude, existe une dérivation active, en faveur de laquelle nous invoquons la loi de Chauveau et Marey de l'afflux de sang dans les muscles en travail ($\times 5$). A cette énorme vaso-dilatation correspondrait une vaso-constriction utéro-ovarienne. La fessière, nourrice quintuplée des muscles pelvi-trochantériens en mouvement, détournerait au profit de ses branches une partie du flot de l'utérine qui s'alimente comme elle à l'hypogastrique. De même quand la femme soulève le siège, la contraction des masses sacro-lombaires, détournant à son profit une partie du contenu de l'aorte, soulagerait ainsi la circulation abdominale. De même encore pendant l'exécution d'un autre exercice hémostatique (N° 1 p. 88) le sang afflue entre les épaules et la femme éprouve une sensation de chaleur inter-scapulaire.

La dérivation passive et active, effet mécanique est donc manifeste. Suffit-elle pour expliquer une hémostase d'ordinaire lente, graduelle, que trois ou cinq mouvements, exécutés une ou deux fois par jour, finissent par rendre complète, définitive dans nombre de cas ?

Nous avons admis en outre un effet réflexe (Ind. Bibl. — Stapfer : k.). En quintuplant chaque jour, pendant quelques minutes, le cours du sang dans les masses pelvi-trochantériennes et dorsales, non seulement on évacue mécaniquement les vaisseaux utéro-ovariens, mais, par choc en retour sur les centres vaso-moteurs, on réveille la contractilité de ces vaisseaux parésiés. On rétablit le rythme. Nous pensons même qu'à la longue on obtient, quand les parois vasculaires ne sont pas altérées, un *excès nuisible de vaso-constriction*.

ertains phénomènes cliniques de ralentissement du courant sanguin sous l'influence de la gymnastique, dérivative trop prolongée, notamment le retard ou la suppression de l'éréthisme utérin, nous persuadent à cet égard.

La doctrine de François Franck sur la répétition des irritations laissant leur trace dans les centres nerveux, qui continuent à eux seuls la besogne malgré l'arrêt des irritations, suffit à expliquer la persistance des effets hémostatiques; mais les idées contemporaines suggèrent une autre hypothèse.

La gymnastique hémostatique réussissant dans les cas les plus divers, il est permis de supposer que beaucoup de pertes rouges, règles avancées, profuses, subintrantes, la fameuse métrite hémorrhagique prétendue microbienne, beaucoup de méno et métrorrhagies, même celles des fibromateuses, réserve faite de l'influence des altérations vasculaires, sont sinon créées et entretenues, du moins facilitées par les avances et les retards de régression d'un corps jaune récent, ou peut-être par la persistance d'anciens corps jaunes et en tout cas par un excès de la sécrétion vaso-dilatatrice de ces organes. (Livon, Lambert, Hallion, Fédoroff, Keiffer, Villemin.) La gymnastique hémostatique, décongestive, vaso-constrictive, entrerait en lutte contre cette vaso-dilatation qui tend à devenir chronique, contre cette perpétuelle congestion qui entretient les corps jaunes et que les corps jaunes entretiennent. L'hypothèse vaut ce qu'elle vaut. Seul importe le fréquent succès de la gymnastique ; mais *elle peut échouer*, même quand les vaisseaux sont sains (p. 114).

B. VASO-DILATATRICE, HÉMORRHAGIQUE, CONGESTIVE. — C'est

l'antagoniste de la gymnastique dérivative. Lagrange a protesté contre la classification Suédoise des mouvements congestionnants et décongestionnants. « *La physiologie*, a-t-il dit (Affections cardiaques. Paris, Alcan p. 324-328), *ne peut s'accommoder d'un pareil départ*. »

« *Soit, en théorie*, avons-nous répondu, *mais en pratique la gynécologie s'en accommode*. » Il est hors de doute que certains mouvements provoquent le flux sanguin. Seulement ils sont beaucoup moins fidèles (40 à 50 0/0) que ceux qui l'arrêtent.

Les mouvements congestifs sont de deux catégories : 1° la catégorie *active* qui compte plusieurs exercices dont deux principaux (Nos 3 et 4 ; p. 96-98), calculés de façon que la sangle abdominale tendue comprime les viscères ; 2° La catégorie *passive*. Elle ne compte qu'un exercice (N° 1 ; p. 94), pendant lequel loin d'être tendue, la sangle est relâchée. Les vaisseaux iléo-fémoraux sont coudés par la flexion de la cuisse. Ce coude ne crée pas un barrage à la circulation. Le mouvement est une circumduction de l'articulation coxo-fémorale, qui bien exécutée, procure une sensation de légèreté du membre. Donc la circulation cruro-abdominale est facilitée. Cet exercice passif est celui qui donne les meilleurs résultats pour amener les règles. Les autres ne provoquent souvent que la congestion fruste. Les lésions génitales subinflammatoires les contre indiquent formellement.

La gymnastique congestive *active* est réservée *exclusivement* aux aménorrhéiques et à quelques dysménorrhéiques sans cellulite pelvienne.

Si la gymnastique décongestionnante — d'emploi heureusement plus constant — est facile à diriger, rien de plus difficile à doser que la congestionnante. Le kinésithérapeute gynécologue, n'est pas aussi aisément maître d'ouvrir que de fermer le robinet menstruel. Cela est fâcheux car les échecs de la méthode seraient alors excessivement restreints. On réglerait à volonté les deux fonctions ovariennes.

D'où vient cette infidélité de la gymnastique hémorrhagigène ? Un fait nous éclaire à ce sujet, c'est qu'elle échoue d'ordinaire quand on l'exécute sans l'indication précise des vagues utéro-ovariennes (observation typique *in* Traité : p. 605). Les malaises moliminaires lui servent de boussole, parce que les phénomènes vaso-dilatateurs nécessaires à la menstruation correspondent au corps jaune dont l'existence dépend de la ponte. Sans follicule de de Graaf, pas de corps jaune. Alors la gymnastique reste impuissante. Elle est incapable de créer la fonction. Elle peut seulement la favoriser ou au contraire en apaiser l'excès. Si la gymnastique hémostatique est plus fidèle que l'hémorrhagigène, c'est qu'on l'oppose à des organes qui fonctionnent mal ; mais qui fonctionnent.

C. ORTHO-VISCÉRALE. — Elle a pour but de maintenir les viscères en place. Preuschen a beaucoup vanté les exercices spéciaux (p. 98, 99) que Brandt opposait aux prolapsus. Rendre l'énergie aux parois de la cavité abdominale, c'est d'abord maintenir les viscères, c'est aussi fortifier leurs attaches. Chaque mouvement du tronc retentit sur elles. Bien des malades attribuent l'origine de leurs souffrances à un effort et à la sensation de « *déchirure intérieure* ». Toutes savent à quel point certains mouvements se font sentir « *en dedans* », et les évitent. On peut utiliser l'inflexion latérale du tronc (Traité : p. 315, fig. 166-167) pour diagnostiquer les lésions annexielles ; mais *discrètement*. Brandt nous a dit que « *le fond de l'utérus tendait à s'incliner du côté opposé au groupe musculaire qui se contractait* ». Il a imaginé un exercice

(Traité : p. 318, fig. 169-170) destiné à favoriser le maintien de l'antéversion utérine ; exercice fondé sur ce principe ; mais depuis que l'étude du phénomène moliminaire de l'*érection spontanée utérine* nous a éclairé nous pensons que la mécanique est tout à fait secondaire pour la réduction.

2° *Gymnastique générale tonique.*

En possession du plus puissant des toniques, le réflexe dynamogène, nous n'avons recours comme gymnastique succédanée, qu'à la respiratoire. Elle agrandit le champ pulmonaire, expulse l'air résidual, apprend à respirer par le nez, détend, repose la malade *et le médecin* s'il respire en même temps. Les femmes apprennent ainsi la respiration diaphragmatique, et, par ce muscle qui s'abaisse et s'élève, massent elles-mêmes leurs viscères. Nous attachons une grande importance en gynécologie aux exercices respiratoires si utiles en kinésithérapie générale (Voyez dans ce Manuel le fasc. de Rosenthal). Nous proscrivons pour nos malades toute autre gymnastique générale. *Il faut user mais non abuser des exercices en gynécologie.* Ce sont des médicaments.

CHAPITRE III

LA CELLULITE ABDOMINO-PELVIENNE

Étude clinique d'un syndrome commun aux affections génitales.

Qu'entendons-nous par cellulite, terme ambigu ? — Non pas une inflammation, — du moins en règle —; mais l'altération chronique, rarement aiguë, du tissu qui forme la trame souple, la charpente solide mais élastique de tous les organes, peau, viscères, muscles, vaisseaux, glandes, nerfs ; c'est le tissu conjonctif. Les étapes de la cellulite aboutissent à la sclérose.

Historique.

A une époque imprécise, les doigts affinés des masseurs et gymnastes Suédois, découvrirent une affection très douloureuse qu'ils localisèrent sous la peau, dans les mailles connectives et dans les muscles de diverses régions du corps. L'épaississement des tissus la caractérisait, et son signe pathognomonique consistait dans de petites indurations isolées ou agglomérées, semblables à des grains de riz. Les gymnastes Suédois la nommèrent « *cellulit ou myit* » (orthographe Scandinave).

En 1880, Salin, professeur à Stockholm montra la cellulite sous-cutanée abdominale à ses élèves. Suivant l'un d'eux (Josephson), Salin aurait rejeté le terme myite.

Vers 1888, Norström, Suédois, décrivit en France des

céphalées rebelles à tout traitement, guéries par le pétrissage de la région cervico-dorsale. C'est la cellulite, que Norström appelle anssi myite.

En 1891, Josephson, Suédois, étudiant le massage dans sa thèse inaugurale, parla de la cellulite sous-cutanée abdominale, et de la cellulite d'autres régions du corps. Dans une analyse succincte mais très exacte, Josephson fit connaître les localisations habituelles, les symptômes, l'étiologie hypothétique de la maladie et quelques-unes des formidables erreurs de diagnostic qu'elle entraîne. Chez telle malade la cellulite de la région pré-cardiaque, simule une affection du cœur, celle de la zone hépatique une affection du foie, etc. Josephson rejeta le synonyme myosite. Il prétendit que Salin avait découvert le vrai traitement et la nature de la cellulite. Attribution flatteuse d'élève à maître. Les masseurs ont instruit Salin et Norström. Josephson insiste sur ce fait que cellulite Suédoise et phlegmon sont deux choses différentes.

Vers 1891, Kjellberg, Suédois, — d'après Hogner — aurait écrit sur la cellulite.

En 1891, Petit, Français, étudiant les lésions de l'ovaire dans le varicocèle pelvien a décrit les troubles circulatoires utéro-ovariens et a conclu de ses examens histologiques que « dans toute phlébectasie, les lésions débutent par l'œdème pour aboutir à la sclérose ». Petit ignorait la cellulite. Nous le citons parce que le premier il a considéré l'œdème comme une présclérose sans employer le mot.

En 1891, K. Viderström doctoresse Suédoise, signala une cellulite et une myosite du bassin, chez les femmes génitalement atteintes, ou indemnes, ou grosses. C'est la première description de cette variété de cellulite.

En 1893, Stapfer, Français, fait observer que dans toute

affection gynécologique, le tissu conjonctif s'infiltre de sérosité ou de lymphe plastique, formant des *tuméfactions* et *indurations* dont la consistance, le siège, la forme et le volume seuls diffèrent. *L'origine est commune, c'est la congestion chronique et passive.* Les Traités classiques ont varié à l'infini le nom de ces infiltrats : exsudat en Allemagne, phlegmon en France, péri-salpingite, paramétrite, annexite, pseudo-annexite, pseudo-métrite, etc., etc. Or, toutes ces affections ont des signes *communs :* l'œdème, la pesanteur, la douleur, les variations de température. La cellulite Suédoise offrant les mêmes symptômes, Stapfer réunit en *une seule famille,* celle des œdèmes, toutes les affections prétendues distinctes qui encombrent la nomenclature gynécologique. De cette conception résulte une synthèse pratique et une simplification de la terminologie. Ainsi disparaissent de prétendues entités morbides, qui en clinique empiètent les unes sur les autres et ne représentent qu'une complication didactique. De plus la cellulite dominant la scène en gynécologie, et le massage étant le traitement héroïque de ce syndrome, on comprend comment la kinésithérapie donne des résultats *dans les cas les plus divers.* Toute congestion qui s'installe, toute inflammation qui ne se résoud pas, quelle qu'en soit l'origine, hétéro-infection, trouble fonctionnel des corps jaunes, subinvolution d'organes, aboutit à la cellulite. *Il n'y a ni métro-salpingite, ni kyste, ni fibrome, aucune affection chronique, presque aucun déplacement d'organes sans cellulite menaçante ou confirmée.*

En 1896, en Angleterre, Richard Hogner, Suédois, décrivit la cellulite ou *panniculite* adipeuse, et le myitis complication habituelle des maladies des femmes. Hogner dit : « *it is not mentioned in medical litterature, to my knoveldge, except by Josephson (Salin) and Kjellberg.* » Hogner ignorait donc la monographie de Stapfer. D'après la date de sa publication il est créateur du mot panniculite.

En 1897, Stapfer reprenant la description des œdèmes, appela panniculite, après Hogner (1896), la cellulite sous-cutanée abdominale et trouvant incorrects, les termes myite et myosite, composa *myo-cellulite* pour faire entendre que l'affection Suédoise occupait le tissu interstitiel et non la fibre musculaire. Il qualifia, par hypothèse la cellulite d'*hyposclérose*, mot qu'un visiteur inconnu lui avait suggéré.

En 1898, Geoffroy Saint-Hilaire reproduisit expérimentalement les œdèmes mous et apporta ce qui manquait à la cellulite, la *démonstration anatomo-histologique*. Il la définit *presclérose*..

En 1899, Colmaire, inspiré par Delassus publia plusieurs observations de panniculite. Suivant lui, Josephson aurait créé le mot.

En 1899, à Paris, Krikortz, Suédois, dans sa thèse inaugurale rattacha la cellulite généralisée à la *diathèse arthritique*.

En 1900, Delassus fit une communication au XIII° Congrès international de médecine sur la myo-cellulite.

En 1904, Stapfer a signalé la cellulite du moignon de l'épaule, variété très fréquente chez les femmes et les filles.

En 1908, Wetterwald a donné à l'étude de la cellulite une ampleur inattendue. Stapfer avait montré que la panniculite explique la névralgie de Beau et Valleix dite *sine materiâ*. Wetterwald a fait de la cellulite la source de la plupart des névrites et des névralgies qualifiées aussi, *sine materiâ*.

En 1909, dans une leçon professée à la Faculté, Stapfer a exposé les observations, les associations d'idées, les faits qui l'ont conduit à sa synthèse.

De 1908 à 1910, s'échelonnent les travaux de Wetterwald,

En 1911, Romain Lutikoff, Russe, choisit la cellulite comme sujet de sa thèse inaugurale (Paris). C'est une compilation.

Défiuition, nature, étiologie.

Définie d'après sa nature, la cellulite est un œdème qui d'abord mou èt fugace, distend les mailles du tissu connectif, puis dur, coriace, et alors persistant, forme des infiltrats ou exsudats. Il y a de gros œdèmes qui emprisonnent et rendent indélimitables les organes du bassin, à la façon d'un ciment. Il en est de petits qui tenaillent en les pinçant les filets nerveux.

Aran, grand clinicien, défenseur convaincu de la prédominance en gynécologie des lésions chroniques du tissu cellulaire, à l'encontre de Bernutz et Goupil qui voyaient partout l'inflammation et la pelvi-péritonite, dit à la page 659 de son traité : « *On trouve fort souvent dans l'anneau celluleux qui embrasse le col de l'utérus, plus rarement dans les ligaments larges, des épaississements et indurations qui peuvent, après la mort, perdre de leur consistance au point qu'il est difficile de les découvrir. Ce sont des infiltrations de lymphe plastique ou de sérosité, déposées dans les mailles, ou de simples indurations avec noyaux fibro-plastiques.* » C'est la meilleure description macroscopique qu'on puisse donner de la cellulite. On la voit, on la sent, comme si on la tenait entre les doigts. Bien entendu le terme *fibro-plastique* n'a pas le sens contemporain.

Quelle est l'étiologie de la cellulite ? Josephson se débat pour la trouver et elle est inscrite dans ses propres observations. Après avoir indiqué avec raison l'origine vaso-motrice comme le principe de la cellulite, Josephson lui donne pour causes déterminantes, la pression du corset, le refroidissement par insuffisance des vêtements de dessous, la grossesse,

la surcharge adipeuse. Il laisse échapper la principale étiologie, la *génitale*, dont tous les faits cliniques rapportés
par lui, fournissent la preuve ; ceux de Salin puis les siens.
Dans le premier (Traité, p. 611, n° III), la femme avait une
rétroversion ; dans le second (n° IV), une endométrite ; dans
le troisième (n° V), une dysménorrhée constante avant la
grossesse pendant laquelle la panniculite fut constatée. La
quatrième (n° VI), n'a pas de morbidité signalée, mais la
femme était récemment accouchée, et avait avorté antérieu-
rement. La cinquième (n° VII) avait un exsudat. Il n'y a pas
de doute, ce sont les congestions génitales pathologiques qui
créent, entretiennent, aggravent la cellulite et en font la
source de la misère gynécologique. La phlébectasie habituelle est son principe.

Porter cité par Geoffroy Saint-Hilaire à propos du travail
de Petit sur l'œdème ovarien s'exprime ainsi : « *Je pense
avec Dupley qu'une grande quantité de prétendues inflammations aiguës ou chronique. du ligament large ou du tissu
cellulaire environnant, sont le résultat d'une inflammation
aiguë ou chronique des vaisseaux et d'un développement
progressif du tissu conjonctif qui comprime les nerfs et
donne par suite naissance à des douleurs et à différents
symptômes qui simulent un processus inflammatoire.* » On
ne saurait mieux dire.

Anatomie pathologique.

P. Geoffroy Saint-Hilaire a entrepris des recherches personnelles, anatomo-histologiques sur les œdèmes pelviens.

Il a retrouvé sur plusieurs cadavres, les rétractions, les
allongements, les déformations ligamentaires, lésions cellulitiques secondaires qui font partie des signes de l'affection
et accompagnent l'œdème ou lui succèdent. Il a plusieurs fois

observé autour des trompes, des épaississements considérables du tissu conjonctif, tandis que la trompe était peu augmentée de volume. Ces proliférations conjonctives résultent d'anciens œdèmes.

Geoffroy Saint-Hilaire cite l'examen micrographique fait par Robin d'un noyau de tissu cellulaire induré que lui remit Aran. Il emprunte encore à Aran, le fait d'une autopsie dans laquelle le tissu cellulaire pelvien était le siège d'un « *énorme épaississement dû à la présence d'une grande quantité de lymphe plastique et de sérosité déposée dans les mailles de ce tissu* ».

Geoffroy Saint-Hilaire a reproduit artificiellement, par injection, et a photographié dans sa thèse (Reprod. *in* Stapfer, Ind. Bibl. k) l'œdème jeune, mou, séreux, premier stade de la cellulite pelvienne. Il a suivi la progression du liquide injecté dans le tissu sous péritonéal ligamentaire, péri-tubo-oophorien, péri-rectal, péri-appendiculaire. Il a vu la déformation des ligaments et les déplacements se produire sous ses yeux. L'ensemble des expériences prouve combien les organes infiltrés changent d'aspect, ce qui explique les erreurs de diagnostic journellement commises.

L'examen histologique de pièces provenant d'opérations pratiquées sur d'anciennes salpingitiques a montré la sclérose envahissant les parois de la trompe et le tissu conjonctif ambiant, le plus souvent sans lésion de la séreuse.

L'œdème cellulitique, stade préscléreux, dissocie les fibres musculaires des vaisseaux et des ligaments. Il produit dans les muscles lisses les indurations, les contractures, dont un exemple tangible est fourni par la rigidité de l'orifice cervical des parturientes. Or Wallich dans sa thèse inaugurale a démontré que la rigidité anatomique du col n'avait d'autre cause que l'œdème du tissu interstitiel.

Phlébectasie persistante, œdème séreux, œdème plastique, néo-formations conjonctives, tel est le processus anatomo-histologique de la cellulite, — déjà indiqué par Petit quand il étudia l'œdème ovarien consécutif au varicocèle. Les recherches de Geoffroy Saint-Hilaire confirment les idées de Petit. C'était un précurseur.

Siège, variétés, forme, fréquence.

La cellulite ou myo-cellulite abdomino-pelvienne a des localisations préférées ; ce sont, sous la peau, dans le pannicule : les régions péri-ombilicales, iliaques, inguinales ; sous le pannicule, les muscles ; dans le bassin, l'utérus, le paramètre, le plancher.

Stapfer distingue les variétés suivantes utiles en pratique et en didactique :

a) UTÉRINE.

b) ANNEXIELLE.

c) PÉRI-UTÉRO-ANNEXIELLE.

d) PÉRI-URÉTHRO-VÉSICALE.

e) LIGAMENTAIRE.

f) PÉRINÉALE.

g) PARIÉTALE ABDOMINALE.

Nous disons, variétés utiles en didactique, parce qu'elles ont des signes particuliers, outre les signes communs. De plus elles se mêlent plus ou moins et se commandent les unes les autres ; voici leur synonymie classique :

a) UTÉRINE = *Engorgement, hypertrophie, hyperplasie, métrite parenchymateuse, pseudo-métrite* (Doléris).

b) ANNEXIELLE = *Oophorite, périoophorite, hyperémie, hyperplasie ovarienne ; salpingite, péri-salpingite.*

c) Péri-utéro-annexielle = *Phlegmon, adéno-phlegmon, exsudat.*

d) Péri-uréthro-vésicale = *Pseudo-cystite, cystite variqueuse cervicale* (Tillaux).

e) Ligamentaire = *Paramétrite.*

f) Périnéale = *Rectum hystérique, sphinctéralgie vaginale (vaginisme), anale sans fissures ni hémorrhoïdes, coccygodynie.*

g) Pariétale-abdominale = *Plastrons douloureux, contractures musculaires. Névralgie de Beau et Valleix.*

La classification de Stapfer est utile en pratique parce que telle ou telle variété réclame un traitement spécial (IIIᵉ Partie Chap. II).

La cellulite abdomino-pelvienne a la même fréquence que les affections de la femme et s'offre sous trois formes : aiguë, subaiguë, chronique. La forme aiguë est relativement rare. La pelvi-péritonite l'accompagne. Il en sera question lors du traitement. Nous faisons ici la pathologie générale de la cellulite chronique.

Signes.

Ce sont : 1° *l'Œdème* ; 2° *la Douleur* ; 3° *la Pesanteur* ; 4° *les Variations de température.*

1° **Œdème.** C'est le signe pathognomonique. La nature, la consistance, la forme, le volume de l'œdème ne sont pas les mêmes dans toutes les variétés.

A. Cellulite utérine, annexielle, péri-utéro annexielle, et ligamentaire. — Œdème de nature séreuse ou plastique, de consistance dure ou molle. L'œdème séreux est mollasse. Le vieil œdème plastique est coriace à la façon d'une racine, d'un morceau de cuir. L'organe sous-jacent détermine la forme de l'œdème. Ainsi les trompes prennent l'aspect de sangsues gorgées ou de macaronis, trop cuits si elles sont inertes, mal cuits si elles se contractent sous le doigt qui les effleure. Les minces et tranchantes faucilles de Douglas se transforment en épaisses nervures de choux. La laxité du tissu cellulaire, l'âge de la cellulite, la nature des lésions organiques ont une influence sur le volume de l'œdème. Il est gros ou petit, diffus ou circonscrit. Gros et diffus, il dépasse souvent les dimensions de la tête fœtale. Par la soudure virtuelle (sans adhérence fibreuse) de l'uterus et des annexes, il les confond en une masse offrant à peine quelques sillons délimitateurs. Petit et circonscrit, l'œdème a les dimensions d'une noix, d'une noisette, de grains. Il s'étale aussi en plaques, et s'allonge en cordes dans les ligaments rigides, épaissis, parfois rétactés.

B. Cellulite péri-uréthro-vésicale. — OEdème difficilement perceptible, diffus, occupant les tissus post-pubiens, parfois gonflés quand on les tâte de la pulpe de l'index en supination.

C. Cellulite périnéale. — Même difficulté de perception. Sous le doigt introduit dans le rectum et effleurant en pronation les parois, l'œdème se présente sous forme de graviers, de cordes minces et tendues, de neige crépitante dans les dépressions ou fosses riches en tissu lâche.

D. Cellulite pariétale abdominale. — Dans la *myo-cellulite* les droits en défense, se tendent et durcissent. Ils sont en bois. De sa nature jamais mou, jamais séreux, toujours plastique, de consistance résistante non malléable, ne se creusant pas en godets, parfois très dur, tel est l'œdème sous-cutané dit *panniculite*. Il s'offre aux doigts malaxeurs, sous la forme et sous le volume, de grains de riz, d'orge, de noisettes, de noix, — à l'intérieur desquelles se cachent souvent les grains, — de plaques ou plastrons donnant la sensation du lard figé. Pour apprécier l'œdème sous-cutané on saisit un pli épais de la peau entre les pulpes du pouce et des trois premiers doigts des mains réunies, sans compression forte, surtout sans pincer. Allez doucement. Etirez un peu les tissus. Explorez leur couche profonde et superficielle, avec légèreté, car les panniculitiques ont facilement des extravasations sanguines. Le moindre coup est suivi d'ecchymose. On a même vu des malaxations, sans réelle brutalité, suivies de petits abcès.

2° **Douleur.** — Plus constante que l'œdème en ce sens qu'elle ne peut échapper, la douleur est spontanée ou provoquée dans toutes les variétés.

A. CELLULITE UTÉRINE, ANNEXIELLE, PÉRI-UTÉRO ANNEXIELLE LIGAMENTAIRE. — Lourde ou lancinante, la douleur est provoquée par les mouvements, les secousses, les cahots, l'examen uni ou bi-manuel ; pressions du corps, chocs du col utérin, étirements de l'appareil suspenseur, vibrations exécutées sur le bas ventre avec la paume de la main brusquement retirée. Dans le cas où le ventre n'est pas trop adipeux, et où les viscères ne sont pas soudés et immobilisés par l'œdème, ils remontent, sautent et la malade se plaint comme elle se plaindrait d'un cahot.

B. CELLULITE PÉRI-URÉTHRO-VÉSICALE. — La douleur de la phlébectasie péri-uréthrale a pour caractère une énervante gêne avec ou sans cuisson et de continuelles épreintes suivies de l'émission d'urine par gouttes. Elle est provoquée quelquefois par la station assise et par le mouvement pour se relever. La compression légère des tissus post-pubiens appliqués sans force contre les os par l'index vaginal en supination, arrache une plainte. C'est le signe pathognomonique de cette variété.

C. CELLULITE PÉRINÉALE. — Comme dans la variété précédente, la station assise et plus encore (Viderström) le mouvement pour se relever, provoquent la douleur qui se manifeste aussi par crampes fulgurantes. C'est l'effleurage, très doux pourtant, des parois pelviennes — normalement insensibles — par l'index, introduit dans le rectum, qui révèle le plus sûrement l'affection. La douleur ainsi excitée, signe caractéristique de la cellulite du plancher, est atroce surtout au moment où l'index en pronation pivote, pour passer de la paroi gauche à la paroi droite, dans le sphincter anal contracturé, sans fissure pourtant. Dans le vaginisme, quand la cellulite coexiste, tout le releveur est douloureux. Stapfer décrit (Ind. Bibl. : n) une cellulite vaginale. Il y a en effet des vagins œdématiés et douloureux, indépendamment des bourrelets et anneaux ordinairement insensibles et mécaniques ; mais le vagin cellulitique douloureux rentre logiquement dans la variété périnéale, comme le vaginisme cellulitique. On peut donc ne pas décrire à part une cellulite vaginale.

D. Cellulite pariétale abdominale. — La sangle des muscles atteints de myo-cellulite est douloureuse. Ils se contractent dès qu'on les saisit, ou même dès qu'on déprime la peau, par effet réflexe et défense involontaire s'il y a concomitance de panniculite. Les panniculitiques sont incapables de préciser le siège de la douleur, ignorent qu'il est dans la peau, et accusent les organes intérieurs. La douleur est provoquée par le poids et le tiraillement des habits, par divers mouvements, par les pressions du médecin sur la sangle abdominale pour sentir ce mal prétendu profond ; pressions qui provoquent une contraction de défense, propre à confirmer l'idée de tumeur interne. Seule est pathognomonique, seule précise la nature et le siège de l'affection, la saisie d'un pli cutané, épaissi, lardacé et mieux encore des noyaux ou des grains. A ce moment la malade détourne la main du

bourreau en criant : « *Assez ! Vous avez trouvé mon mal !*
C'est là. » N'insistez pas, ce serait cruel et inutile, le diagnostic est fait, même si l'œdème sous l'une ou l'autre de ses
formes n'est pas manifeste. Les noix, les noyaux et les grains
se libèreront après quelques massages. Contentez-vous de
cette souffrance, disporportionnée avec votre pression et
pourtant très réelle, comme le prouve la protestation de la
victime. Si, parce que vos doigts ont tout juste saisi et
non pas comprimé, vous vous défiez, plus incrédules que
saint Thomas, des hyperesthésies nerveuses *sine materia*,
saisissez un autre pli de la peau, mince, élastique, dans une
autre région et comparez en exerçant la même pression.

3° **Pesanteur.** — Ce signe est commun à toutes les variétés.
L'illusion de descente, de béance, voire d'issue d'organes, s'y
ajoute assez fréquemment dans la cellulite pelvienne et c'est
le principe de pessaires injustifiés et nuisibles.

4° **Variations de température.** — La température générale
du corps s'élève notablement comme on sait, dans les poussées
aiguës de la cellulite pelvienne compliquées de pelvipérito-
nite *évidente*. Elle monte aussi, parfois de quelques dixièmes
seulement, dans les poussées subaiguës, surtout quand une
inflammation *latente* de la séreuse les accompagne, ce que
prouvent les adhérences, sans passé péritonitique avéré ;
enfin elle subit l'influence des molimens.

Beaucoup de malades se plaignent d'alternatives de fris-
sons et de chaleurs qu'elles qualifient fièvre et qui n'en sont
pas. Les cellulitiques sont vouées aux troubles vaso-moteurs,
notamment à la vaso-constriction habituelle des extrémités.
Par 15° et même 18° centigrades, une cellulitique qui s'immobilise, a les pieds, les jambes jusqu'aux genoux et les mains,

dans de la glace. L'étuve sèche, l'été torride, sources de vaso-dilatation les soulagent et les améliorent.

La température locale subit des variations. Nous avons vu celle du rectum s'élever au point que la chaleur brûlante de ce viscère fut insupportable au doigt. Phénomène exceptionnel qui céda promptement au traitement. Il importe de noter que pendant son cours, la température pelvienne s'égalise vite et se maintient normale. Nous ne l'avons appréciée qu'au toucher; comme il était quotidien, il n'y a guère de doute sur l'égalité du calorique, à quelques dixièmes près, mais la thermométrie serait le seul garant.

Il arrive — et le fait s'est produit souvent sous nos doigts — quand on exécute le massage à droite ou à gauche, sur les fosses iliaques, et les flancs d'une ancienne et invétérée cellulitique, que la peau se refroidisse au point de paraître gelée. Justification possible dès expériences de François Franck, d'après lesquelles à une vaso-dilatation profonde correspondrait une vaso-constriction de la superficie. En tous cas le fait clinique que nous signalons est certain. Il explique peut-être la fréquence de la panniculite chez les génitales car la panniculite est entretenue par la vaso-constriction cutanée, et les génitales sont sujettes aux phlébectasies profondes. Autre phénomène curieux : lorsqu'on malaxe un pli cellulitique de la peau, celle-ci rougit ; cette rougeur disparaît lentement, et la malade ressent une chaleur locale bienfaisante qui repose de la douleur causée par la malaxation. Cela n'arrive que dans les premières séances. Dès que la circulation redevient normale, la peau ne rougit plus (Wetterwald). Nous avons constaté la chose sur les malades et sur nous-même (Ind. Bibl. — Wetterwald : h. *in* préface) car la cellulite généralisée, principe de névralgies et de névroses ne manque pas dans le sexe masculin, aussi arthritique que le féminin, aussi intoxiqué. Les sources d'intoxication peuvent différer ; mais hommes et femmes cellulitiques généralisés subissent les effets de l'empoisonnement des tissus.

Marche.

Abandonnée à elle-même, ou méconnue et mal traitée, la cellulite conduit les femmes à l'infirmité, à l'impotence. Soumise à la kinésithérapie, elle disparaît ou s'améliore et le succès du massage est encore (Josephson) un signe de son existence. Il y a donc un remède à tant de maux, héroïque même ; mais il faut savoir que son application est parfois impossible. Il est trop tard. En proie depuis quantité d'années, à des souffrances dont personne ne découvre ni le principe, ni le siège, et dont elle ne perçoit que les irradiations profondes et éloignées, la malade de plus en plus neurasthénique, livrée à l'empirisme chirurgical, assommée par chaque opération nouvelle, devient pour le masseur qui l'aurait jadis guérie un véritable *noli me tangere*.

Diagnostic.

Quelle que soit la variété de cellulite, tous les symptômes s'accusent et s'exaspèrent au moment des poussées moliminaires qui précèdent les vagues. C'est l'instant des crises aiguës pour la variété pelvienne. C'est aussi celui des erreurs de diagnostic.

Le diagnostic de la cellulite est facile pour qui la connaît. Nombreuses sont les affections avec lesquelles sous l'une ou l'autre de ses formes, elle est confondue. Extraordinaire devient ce nombre, si l'on ne met à part la généralisée comprise à la façon de Wetterwald, mais nous ne décrivons que la variété abdomino-pelvienne.

A. Utérine, annexielle, péri-utéro annexielle, ligamentaire. — La plus habituelle confusion est commise avec le phlegmon suppuré, la salpingite purulente, la grossesse ectopique, les néoplasmes. Quoique la cellulite réduite à de petites lésions très douloureuses, expose déjà les femmes à la castration, c'est surtout à la cellulite volumineuse que sont dues les opérations décrétées urgentes par le médecin alarmé. C'est le célèbre *tube case* de Lawson-Tait, dénomination dont le vague empirique est la raison suffisante de l'abattage Européen, et explique comment certains chirurgiens, et non de médiocre cléricature, disent : « *Nous ne faisons plus de diagnostic, nous ouvrons.* » Sans exagération depuis vingt ans, nous avons constaté chaque semaine plus d'une erreur préjudiciable, causée par les poussées moliminaires de la cellulite péri-utéro-annexielle. Cela représente — pour Stapfer seul sans ses assistants — le chiffre mille dépassé, et notre consultation est très pauvrement achalandée comparée à celle des hôpitaux. Aujourd'hui, et en France seulement, c'est par millions qu'il faut compter les castrations inutiles. En 1897, Canu donnait le chiffre de 500.000. (P^{es} J^{ves} — N° 8.)

On objectera que la cellulite étant, de notre avis même, une lésion secondaire, elle n'est qu'un masque, et qu'il est dangereux de tergiverser quand on soupçonne la présence du pus, ou ce qui est pire une ectopie gravidique équivalant au point de vue de l'urgence opératoire aux tumeurs malignes (Pozzi).

L'objection est spécieuse. Pour voir la figure, il faut ôter le masque. Pour ne pas confondre une lésion incurable sans bistouri, avec les infiltrats trompeurs et très curables, il faut d'abord connaître nos vagues intermenstruelles et ensuite faire fondre l'œdème au moyen de notre inoffensif traitement.

La purulence — Stapfer l'a déjà écrit en 1897 — (Ind.

Bibl. : h.) — n'a pas de critérium autre que la fluctuation parfois trompeuse. A combien de femmes menacées de castration
sous prétexte de purulence n'avons-nous pas épargné d'être
mutilées, et rendu la santé, même la fécondité ? Il en est
d'autres que nous avons conduites à la plus justifiée des interventions chirurgicales. C'est que la chute du masque dévoile
le vrai personnage. Sur vingt tuméfactions plastiques que
nous essayons de résoudre, il y en a une, deux au plus qui
justifient l'intervention armée. Dans les dix-huit ou dix-neuf
autres cas, malgré l'alarme médicale, les montagnes accou-
chent de souris. Nos témoins sont partout dans nos publications (P^{es} J^{ves} — N°s 6 et 9). Quant à l'urgence réelle nous ne
l'avons vue que deux fois. Dans un cas il s'agissait de grossesse ectopique en évolution, la troisième dans le même bassin (Ind. Bibl. Stapfer, 1. 1909). L'autre cas est relaté p. 109.

B. Cellulite péri-uréthro-vésicale. — Elle est toujours confondue avec la cystite.

C. Cellulite périnéale. — Distinguons : *a*, l'antérieure ; *b*, la
postérieure. Tous les médecins connaissent l'antérieure, c'est
la sphinctéralgie : 1° anale, mais sans fissure ; 2° vaginale ou
vaginisme. Aucune confusion n'est possible. Quant à la postérieure ou cellulite profonde, les gynécologues qui ne négli-
gent pas le toucher rectal lui donnent le nom de rectite ou de
rectum hystérique à l'exemple des Anglais. Le diagnostic
s'impose puisqu'à l'état normal, l'exploration du plancher à
travers l'anus ne cause aucune douleur. Probablement la coccygodynie n'est pas autre chose que la cellulite du plancher
(Viderström).

D. Cellulite pariétale-abdominale. — On ne peut guère
confondre avec une autre affection la myo-cellulite des droits

abdominaux. Quant à la panniculite, toutes les maladies viscérales, appendicitaires, hépatiques, rénales, utéro-annexielles, ont été confondues avec elle. Les exemples d'erreur abondent. (Josephson, Viderström, Stapfer, Hogner, Delassus, Wettervald.)

Pronostic.

Il dépend du traitement, de l'âge de la cellulite, des interventions qui l'ont aggravée, des lésions qui l'entretiennent et de leur curabilité[1].

1. On pourra s'étonner de ce qu'à propos d'une affection *qui aboutit à la sclérose et dont la congestion est le principe*, nous ne parlions pas des idées de Richelot et de ses élèves, partout présentées comme originales. Ex. Siredey (Armand) dans son *Traité de Gynécologie* (p. 251 et 259).

C'est que les travaux de Richelot (1899) sont *discrètement* sortis des nôtres (1893-97).

On raisonne trop communément sur la propriété des idées, et le droit de chacun à les cueillir au passage, comme raisonnait un personnage célèbre de la Comédie. Bilboquet, trouvant dans son bagage une malle étrangère, s'écrie : « Est-elle à nous?... Elle *doit* être à nous. »

TROISIÈME PARTIE

PRATIQUE DE LA MÉTHODE

———

CHAPITRE PREMIER

EXPLORATION

Nouvelle méthode de diagnostic par le palper-massage quotidien.

Notre méthode d'exploration ressemble peu à la méthode classique.

Nous bannissons les instruments, hors le spéculum, admis par exception. Systématiquement, nous épargnons la douleur, nous nous abstenons de la lutte contre les résistances, même de la dépression forte des tissus. Nous rejetons le chloroforme. Nous condamnons les examens uniques, les diagnostics en cinq minutes à la mode des concours, où il importe non de penser juste mais de penser comme le tribunal. Pour l'examen nous nous installons de manière à supprimer tout effort, toute fatigue. Les femmes ne sont jamais étendues à plat et leur attitude varie au besoin. Nous employons la main gauche pour toucher, la droite pour palper. Nous massons toujours en palpant. Nous n'introduisons qu'un doigt dans les cavités, l'index dans le rectum, l'index ou le pouce dans le vagin. Notre main gauche reste d'ordinaire ouverte pendant cette introduction. Voilà d'assez notables singularités qu'il faut justifier.

POURQUOI BANNIR LES INSTRUMENTS ?

Seul en usage avec le spéculum, mousse, lisse, aisément aseptisé, l'*hystéromètre*, malgré son air innocent, est un *grand malfaiteur*, même entre des mains expérimentées. Nous ne parlons ni des avortements qui continuent à l'illustrer, ni des infections qui l'illustraient jadis. Nous parlons de son pouvoir congestif, peu connu, gros danger. L'hystéromètre n'a même pas d'utilité, car l'agrandissement de la cavité utérine qu'il décèle est reconnu au moyen de la palpation bi-manuelle du corps utérin débarrassé par le massage des œdèmes ambiants qui le masquent et le soudent aux tumeurs voisines. Le *spéculum* rend service ; mais que fait-il voir ? Des sécrétions, les parois vaginales et le museau de tanche. Lorsque les doigts, vrais yeux du gynécologue, sont affinés, il n'y a guère d'érosion cervicale, même superficielle, qui échappe. Nous sommes donc ménagers du spéculum, offensif par exception.

POURQUOI ÉPARGNER LA DOULEUR ?

Si vous avez eu un panaris ou un furoncle, vous êtes-vous bien trouvé et se sont-ils bien trouvés des pressions exercées pour apprécier leur maturité ? Nous surveillons le visage des femmes, le sillon que la souffrance creuse entre les sourcils. Nous leur disons : « *Prévenez, dès que le doigt touchera un point sensible. Percevoir la douleur est nécessaire. Insister est inutile et mauvais.* »

POURQUOI S'ABSTENIR SYSTÉMATIQUEMENT DE LA LUTTE CONTRE LES RÉSISTANCES ?

Parce que cette défense naturelle est involontaire et invincible. Plus on appuie, plus se tend la paroi, plus se roidissent les malades, auxquelles on dit stupidement : « *Laissez-vous donc aller* » ! Parvient-on quand même, à déprimer le ventre, les doigts repoussés par une balle élastique perdent le plus délicat des sens, le tact, que l'effort émousse ou supprime.

Alors, dira le lecteur, pourquoi renoncer au chloroforme ? Grâce à lui sont annihilées ces contractions de défense, ces durcissements musculaires qui font croire à des tumeurs profondes. Sans doute ; mais c'est tout. Il annihilera aussi la douleur, utile à constater, nous le répétons. De plus, il aura l'inconvénient de laisser vos doigts exercer une compression malfaisante sur des tuméfactions profondes, dont, neuf fois sur dix, vous ne pourrez apprécier la nature ni préciser le siège car le chloroforme ne fait pas disparaître le ciment œdémateux. Alors vous aurez contusionné le pelvis et vous laisserez la malade toute dolente de vos manœuvres et plus ou moins abrutie par l'anesthésie. Cela sous prétexte de l'urgence d'un diagnostic que vous n'aurez pu trancher. Nous proscrivons l'emploi de la force avec ou sans chloroforme parce qu'elle expose à la congestion réflexe, accident dont nous avons été souvent témoin et qu'on ignore.

Toutes les fois qu'on examine sans souci de la douleur, en froissant plus ou moins les organes, on risque de provoquer une poussée congestive qui se chargera de méfaits petits ou gros. Il y a une aussi grande différence entre exploration et exploration qu'entre massage et massage. Parfois, l'examen non seulement n'a aucun inconvénient, mais soulage, ce qui explique comment certaines femmes ont pu avoir d'elles-mêmes l'idée du massage pratiqué par telle ou telle main. (Traité p. 68). Ajoutez à cette notion de l'individualité des mains — lourdes ou légères, — celle de nos vagues, des périodes alternatives d'engorgement et de dégorgement, des jours fatidiques et vous comprendrez que d'autres explorations soient au contraire, suivies d'alitement, de pertes, de

souffrances et des mille défaillances du système vaso-moteur.
Il en est même qui justifient le qualificatif « *dangereux* »
dont nous nous sommes servis à propos de l'hystéromètre.
(Pes Jves — No 4) L'explorateur — et non des moins clercs —
fait parfois œuvre de morbi ou morticulture. Les ruptures
tubaires signalées par les Traités et les Thèses ne sont pas
à notre avis l'effet ordinaire de la brutalité. Elles sont celui
des congestions réflexes qu'entraînent même les petits
traumas, survenant à l'heure propice de la maturation du
follicule ou de celle du corps jaune.

POURQUOI CONDAMNER LES EXAMENS UNIQUES OU RENOUVELÉS DEUX
OU TROIS FOIS, AU HASARD, SANS CHOIX JUDICIEUX DE L'INSTANT ?

Nous nous sommes expliqué sur cette question capitale. L'aspect protéique des lésions génitales, le masque des
œdèmes, sont la raison de tant de diagnostics et pronostics
erronés contre un bon, de tant de castrations inutiles, et il
en sera de même tant que nos découvertes ne seront pas la
boussole du gynécologue. Nous nous heurtons à des critiques
de cette valeur : « *Votre méthode de diagnostic est excellente,
mais elle exige trop de temps (sic)*. » Qu'est-ce donc qu'un
mois ou six semaines consacrés à un diagnostic qui est en
même temps un traitement, au prix de la santé ou de la vie
d'une femme ? Pour se mettre à l'abri des erreurs, on doit
examiner les génitales deux fois au moins dans le même
mois, quatre ou cinq jours avant la rupture du follicule
(Xe au XIIe) et à la pleine maturité du corps jaune (XXVe au
XXVIIIe). C'est pendant la maturation du follicule (VIIIe au
XIVe) et pendant celle du corps jaune (XVIIIe au XXIIe) que
les lésions s'aggravent. C'est le jour de la rupture du follicule
et la veille de la menstruation (maturité du corps jaune)
qu'elles s'améliorent. C'est donc deux ou quatre examens

qu'il faut faire ; mais ce qui est bien préférable, c'est l'examen quotidien avec massage et gymnastique pendant un mois.

POURQUOI ÉPARGNER A L'EXAMINATEUR L'EFFORT ET LA FATIGUE?

Vous le comprendrez si, debout, courbé, tête congestionnée, vous avez ausculté une malade assise sur son lit trop bas ; si, en équilibre instable sur un genou durement posé, vous avez peiné contre un périnée gras ou musculeux pour atteindre du bout de l'index et tout juste effleurer quelque museau de tanche enfoui dans des profondeurs œdématiées.

L'examen du ventre est une opération. Pour arriver à sa meilleure fin, les membres et la tête doivent être libres. On s'assied donc, de préférence, sur un siège qu'on hausse ou baisse à volonté ; mais au plus bas son niveau sera celui de la chaise-longue ou du lit où la malade s'étend.

On varie suivant nécessité l'attitude de la femme, debout et couchée. Une manœuvre de Brandt, extrêmement ingénieuse, permet de passer de l'une à l'autre sans retirer le doigt du vagin ou du rectum (Traité p. 91). On utilise aussi la position genu-pectorale, le ploiement latéral du tronc, l'extension d'un membre inférieur avec flexion de l'autre. Ce sont des attitudes exceptionnelles, utiles pourtant, parce qu'elles relâchent les parois, effacent la rotondité fessière, permettent de lointaines pénétrations.

Le décubitus dorsal est l'attitude la plus commune, avec cette différence que le corps n'est pas horizontal et rectiligne, mais *en chien de fusil*, tronc un peu relevé, tête posant sur l'oreiller et non fléchie, comme font certaines femmes pour regarder la main qui masse et palpe. Les cuisses seront fléchies sur le bassin, les jambes sur les cuisses. La position en chien de fusil relâche *au maximum* la sangle abdominale. Malgré d'estimables autorités, cela ne souffre point discussion. En voici la preuve qui est en même temps une utile leçon gynécologique : pour diminuer leurs pertes les métrorrhagiques se couchent instinctivement en chien de fusil, mais sur le côté ; les femmes qui souffrent en font autant, et nous tous d'ailleurs, quel que soit notre sexe, quand nous avons la colique.

POURQUOI TENIR LA MAIN OUVERTE POUR LE TOUCHER VAGINAL ? Aran a écrit dans son traité à la page 45 : « *Contrairement* « *au précepte donné par quelques auteurs, il ne faut pas* « *tenir le pouce, le médius et les autres doigts fléchis dans* « *la paume de la main ce qui fait perdre à l'index plus de* « *deux centimètres de sa longueur* (Lisfranc) ; *mais, bien* « *au contraire, les tenir fortement tendus et écartés les uns* « *des autres, le pouce dirigé vers le sommet de la vulve, en* « *dehors du clitoris, le médius et les autres doigts portés en* « *arrière, le médius embrassant le périnée et l'anus qu'il* « *refoule devant lui.* »

C'est exactement la — POSITION DE BRANDT — qui n'eut point renié la description de Lisfranc (leçons cliniques recueillies par Pauly). Ajoutons que l'habitude de cette position met entre l'écart de l'index et du médius des mains gauche et droite une différence de quatre à cinq centimètres à l'avantage de la gauche, ce qui allonge l'index (fig. 3).

Si la main gauche est réservée au toucher c'est parce que les ambidextres sont une exception et que le massage s'opère mieux de la main droite.

On n'introduit qu'un doigt dans les cavités, d'abord pour la raison qui fait préférer par Lisfranc la position de la main ouverte. — Certains médecins *qui introduisent index et médius accolés* se figurent à tort, gagner deux centimètres par la supériorité de longueur du médius. La flexion de l'annulaire et de l'auriculaire dans la paume suffit pour faire perdre l'avantage. De plus le rectum n'admet qu'un doigt sans dilatation douloureuse, et le vagin s'élargit par l'introduction quotidienne de deux doigts.

L'exploration du pelvis est *pariétale, vaginale, rectale, vagino-rectale, vagino ou recto-abdominale.* Il y a *dix*

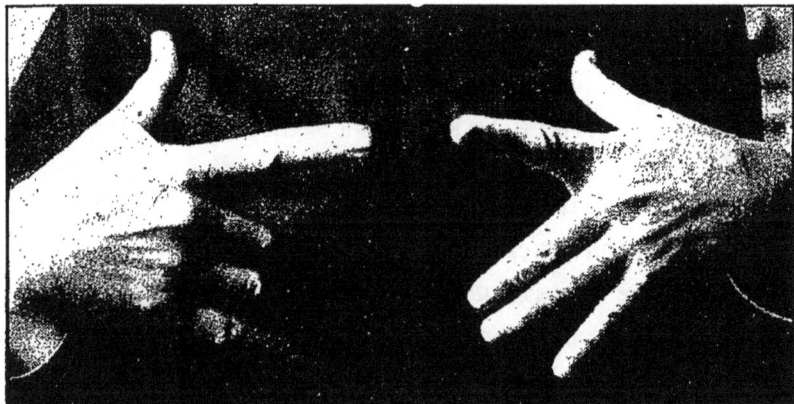

Fig. 3. — Main gauche et main droite de Stapfer.
POSITION DE BRANDT-LISFRANC-ARAN.
Différence d'écart entre le médius et l'index de chaque main, acquise par l'exercice [1].

manœuvres différentes, uni et bi-manuelle, uni et bi-digitale (index dans le rectum et pouce dans le vagin). Elles sont dépeintes et figurées dans notre Traité. Sont aussi décrits et représentés, les organes, utérus, ovaires, trompes, ligaments, sains ou affectés, tels que les révèlent nos procédés de diagnostic, *graduel et topographique.*

Ce n'est pas seulement l'utérus et les viscères qu'on doit examiner c'est tous les viscères de la grande cavité splanchnique ; *mais que les examens soient courts et légers puisque vous avez la faculté de les renouveler et de les compléter chaque jour.* Ne congestionnez pas.

[1] L'écart est en réalité plus considérable que la photographie ne le fait paraître. Le médius et l'index arrivent à former un angle de 90°.

CHAPITRE II

DESCRIPTION DU MASSAGE ET DE LA GYMNASTIQUE

I. — LA MÉTHODE ET SES CONTREFAÇONS

Toute la kinésithérapie gynécologique est dans la méthode. *« En Allemagne, depuis que les médecins sont protégés par la loi contre les rebouteux, les accidents sont plus fréquents »*, disait un jour Profanter à Stapfer. Cela prouve que pour savoir masser, il ne suffit pas d'être docteur. Il faut avoir une méthode et d'abord une méthode empirique au bon sens du mot εμπειρια, expérience [1].

1. C'est dans un établissement de bains que Stapfer comprit cette vérité. Voici comment il a raconté la chose (Ind. bibl. 1.) : « Il y a « quelque trente ans, se fondait le Hammam. Ses marbres alors blancs, « ses fayences et surtout l'onde transparente de sa piscine me tentèrent « moi qui haïssais la pleine eau des baignoires. Et puis le massage orien- « tal faisait partie des cérémonies. Je n'avais jamais été massé. La « curiosité m'entraîna. Le cosmopolitisme régnant à cette époque dans « le personnel de l'établissement, un *Anglais* fut chargé de m'initier « aux pratiques *Turques*. Chauffé à 50° ou 60° pendant vingt minutes, « surchauffé à 90° pendant quatre ou six, pétri pendant ving-cinq par « un hercule qui disait : « fort long! c'est le meilleur », j'avais les « yeux hors de la tête, j'étais rompu et de la couleur d'un homard cuit « quand je me jetai en désespéré dans la piscine dont les délices ne « réparèrent rien. Une formidable migraine suivit. Je la mis au compte « du surchauffage et je retournai au Hammam. Cette fois, un Arabe « me servit. Il commença par me recommander de transpirer modéré- « ment et surtout de ne pas passer de 50° à 90°, si je ne pouvais sup- « porter quelque temps cette température. « Autrement, disait-il, les « pores se ferment. On devient sec. » Cela me frappa. L'homme était « observateur. Quand il me massa, je me souvenais de l'hercule Anglais, « suant, geignant, broyant, me coupant la respiration à chaque pesée, « et je suivais avec surprise de l'œil et par la sensation, le travail

La virtuosité existe chez le masseur. Comme en toute chose l'égalité des intelligences et des dextérités est, en médecine, pure utopie. Cependant, il. y a une puissance égalisatrice. C'est la méthode. La Pastorienne par exemple a nivelé d'un coup, le corps chirurgical. Ne dépassent aujourd'hui la foule, que des talents personnels ou spécialisés. Le succès opératoire est à la portée de tous. Grâce à la méthode ou plutôt aux méthodes, car la Pastorienne n'est que la dominante, un opérateur de campagne et un professeur, médiocres praticiens, peuvent réussir où Dupuytren aurait échoué.

Pour ce qui concerne le massage, il y aura toujours de mauvaises, de médiocres, de bonnes, voire d'excellentes mains, et ces excellentes mains auront chacune leur INDIVIDUALITÉ. « Il n'y a en Europe que trois médecins capables de doucher », nous disait un jour Charcot dans une spirituelle et instructive boutade. Que les docteurs en prennent leur parti, les rebouteux ont été leurs maîtres. Ils ne seront bons masseurs qu'en restant leurs élèves en pratique. Pour bien faire on doit d'abord se conformer à la méthode de Brandt. C'est l'essentiel, et puis on devient virtuose quand on a des doigts.

« agile de l'Arabe, aux paumes souples, aux doigts flexibles. Des frô-
« lements, de petits tremblements, d'élastiques pressions, puissantes
« parfois, mais pendant lesquelles les poumons se dilataient d'eux-
« mêmes, humant l'air à fond. Une sensation de bien-être sans pareil
« m'envahissait. Pendant toute la journée qui suivit, tête libre et membres
« légers, je sentis mes forces décuplées. De ce moment je compris qu'il
« y avait massage et massage, méthode et méthode. »
De Saint-Germain, le chirurgien, homme de sens et d'esprit, a excel-
lemment décrit les sensations que procure le massage pratiqué par certains Orientaux : « Le masseur vous effleure à peine. Il vous frôle des
doigts, les fléchit, les étend sans secousse... Ses mains qui empoignent
ne pincent jamais ; vous ne sentez que la paume, et *il vous semble que
vous êtes piétiné par un énorme chat dont les pattes souples mais puissantes vous compriment lentement et sans secousse*. Ce massage est
délassant et réparateur... et donne l'idée de ce que doit être un massage
vraiment médical. » (*Chirurgie Orthop.*)

Voici réunies en un tableau les principales différences qui séparent la méthode de ses contrefaçons.

BRANDT	CONTREFACTEURS
Ambulation ⎫ *réglementaires.* Gymnastique ⎭ Massage *indirect* ambiant à la zone génitale, *doux, court, épargnant la douleur.* Massage *direct* secondaire. Réductions par l'*adresse.* Séances *quotidiennes :* continuées en règle *pendant les menstrues.* Traitement *longs,* en *moyenne de 3 mois.* *Suppression* des autres thérapeutiques. Jamais d'accidents.	Ambulation *facultative.* Gymnastique *inutile.* Massage *direct* d'emblée, *fort, prolongé, sans épargne de la douleur.* Réductions par la *force.* Séances *espacées, supprimées pendant les règles.* Traitements souvent trop *courts.* *Pas de durée moyenne.* *Association* d'autres thérapeutiques. Accidents divers, mortels même par exception.

La méthode de Stapfer ne diffère de celle de Brandt que par la suppression des réductions artificielles:

Ce tableau est synthétique. Le lecteur doit en saisir l'esprit au lieu de s'arrêter à la lettre, et ne pas considérer comme obligatoire et irréductible ce qui est fondamental, réglementaire, mais que le sens clinique atténue et modifie, suivant les cas et les circonstances.

II. — LE MASSAGE

Le massage gynécologique est *indirect* ou *direct.*

Le massage indirect s'exerce *hors* des organes génitaux, très légèrement soutenus par l'index gauche qui touche. La main droite masse et décrit un demi-cercle qui part de l'union du flanc droit avec la fosse iliaque pour aboutir au flanc gauche. La courbe du demi-cercle passe au-dessus de l'ombilic. Indirecte est l'appellation propre puisque le massage se fait *hors de la zone génitale*, au-dessus et autour des organes.

Le massage direct s'exerce *sur* les organes, saisis entre l'index gauche qui touche et la main droite qui palpe et masse.

A. — *Massage indirect.*

Ses effets sont exclusivement réflexes. On le pratique *à nu ou sur une chemise fine.* Employé seul, il donne déjà de beaux résultats et il suffit en bien des cas. Ainsi s'expliquent les succès des ignorants et des médecins aux doigts trop courts. *C'est par lui que commencent les cures*, et un bon commencement est indispensable. *C'est par lui que les séances débutent et finissent invariablement.*

Pourquoi ? D'abord parce que le demi-cercle décrit autour du promontoire auquel l'ombilic correspond en général, est zone d'élection pour l'excitation du réflexe.

Ensuite on mobilise les viscères qui s'allègent et remontent, chose capitale que favoriserait la position de Trendelenburg. Nous ne l'employons pas ; mais logiquement elle rendrait service. De plus, on épargne la douleur. Enfin le demi-cercle est ambiant aux organes malades. Or l'ambiance est une loi fondamentale du massage, une vieille pratique de l'empirisme commune à toute sorte de massage et non au seul massage du ventre. Une mère qui dit à son enfant contusionné : « *frotte et ça passera* » lui donne un bon conseil. Elle en donne un meilleur si elle ajoute « *frotte autour, surtout au-dessus et non pas dessus* ». Quand on masse une main contuse on ne touche pas à la contusion. On l'effleure à peine, surtout si elle est récente. On doit faire rouler entre les paumes bien souples les muscles relâchés de l'épaule, du bras et de l'avant-bras et ce massage indirect est ultérieurement continué et exécuté au début et à la fin des séances, le massage direct de la contusion occupant le temps intermédiaire.

Trois manœuvres seulement sont utilisées pour le massage indirect. Ce sont, la FRICTION CIRCULAIRE, la VIBRATION, le RELÈVEMENT LÉGER DES VISCÈRES. Elles se combinent ordinairement. Nous les isolons pour les décrire.

1º FRICTION CIRCULAIRE. — La main gauche étant dans la position de Brandt, l'index est introduit dans le vagin et délicatement placé soit à droite soit à gauche, en avant du col utérin d'ordinaire, parfois en arrière. Ce doigt ne bouge qu'imperceptiblement, s'il bouge, mais il se déplace doucement et peut parcourir le cercle des culs-de-sac. Il n'appuie pas et se retire un peu à la moindre sensation douloureuse. Il ne sert qu'à percevoir l'immobilité ou la mobilité des organes génitaux.

La friction circulaire s'exerce avec la main droite sur le paquet viscéral, à droite, à gauche et au-dessus de l'ombilic, par l'intermédiaire de la sangle cutanée et musculo-aponévrotique (p. 183-187 du Traité).

Ce sont les pulpes des phalangettes, un peu celles des phalangines, de l'index, du médius, de l'annulaire surtout, quelquefois de l'auriculaire droit, qui travaillent, à plat, et non de l'extrémité. Elles ne glissent pas sur les tissus comme pour frotter; elles les dépriment — il y a donc une pression douce jointe à la friction — elles les entraînent et se meuvent avec eux, décrivant de petits cercles, deux, trois ou quatre fois, puis elles se déplacent et recommencent. Chaque déplacement imprime aux tissus une légère saccade qu'indiquent les graphiques de nos expériences physiologiques (Pes Jves — Nº 2, XXIIIe séance). Cette saccade représente une pause très courte pendant laquelle la pression sanguine tend à retrouver son niveau primitif, pour remonter dès que la friction recommence. Les cercles décrits par chaque friction s'imbriquent les uns dans les autres, et suivent la courbe supérieure du côlon. Deux ou trois fois on reprend ce parcours.

2° VIBRATION. — On peut appeler Kellgren (d'Edimbourg [1]) le père de la *sismothérapie* comme Zander est le père de la *mécanothérapie*. Kellgren a fait de la vibration son arme thérapeutique préférée. Il y est passé maître, et l'a appliquée aux affections aiguës. En gynécologie, la vibration a un emploi universel. C'est un tremblotement communiqué aux tissus et qui est ressenti dans la profondeur. Ce tremblotement dont l'un des effets est l'anesthésie, n'a pas l'énergie d'une trépidation. C'est une trémulation fine. Exécutée magistralement, l'œil ne l'aperçoit pas, mais la malade la sent et sa circulation la traduit. Quand le Dr Levin, Suédois, faisait vibrer sa main devant nous, à l'Institut de Stockholm, sur la région cardiaque, les pulsations se régularisaient. Si Kellgren s'est acquis une juste réputation en ce genre, Bourcart champion du monde détient la coupe. « *Les vibrations se transmettent à tout le corps, au lit, aux objets voisins, au plancher... et se prolongeraient au besoin pendant une heure* » (Ind. bibl. : d). C'est trop ; nous ne pouvons atteindre un pareil *record* et nous ne le recherchons pas. Nos vibrations imitées de celles de Brandt, sont discrètes et durent quelques secondes. Elles alternent avec les frictions circulaires ou leur succèdent. Trois séries comme pour les frictions et sur la même zone dans le même demi-cercle. On les exécute tantôt avec la paume, tantôt avec les phalangettes. La paume est placée à plat, à droite, au-dessus, à

[1] *Technique du Trait.* Man. suédois. Trad. Garnault, Paris, Maloine, 1895.

gauche, du promontoire et quelquefois sur les régions iliaques, très bas même, au besoin, près des aînes à hauteur des ligaments larges. La paume déprime légèrement les parois — un certain degré de *pression* se mêle donc aux vibrations comme aux frictions ; — le bras et l'avant-bras frémissent et ce frémissement se transmet à la paume. Quoique la vibration fine, manœuvre difficile, soit parfaitement exécutée avec l'appareil électrique de Gaiffe nous rejetons cette machine. Rien ne vaut la main, *corps chaud et vivant*, même si la vibration un peu saccadée est plus trépidante que trémulante. La nôtre a cette imperfection, à moins que nos muscles ne soient fatigués par le port d'un fardeau, le maniement d'une haltère, d'un marteau. Alors la saccade, le *shaking* (Kellgren) disparaît, le membre supérieur tremble de lui-même, sans effort, régulièrement. C'est la vraie vibration. Elle repose l'opérateur et lui est agréable. On pourrait la prolonger, sans se flatter cependant de battre Bourcart. Celui-ci qui a décrit la manœuvre en praticien bon observateur des irrégularités inévitables et pour ainsi dire rythmiques, professe une opinion inverse de la nôtre sur l'influence de la fatigue. Heureusement point n'est besoin de prolonger la vibration dans nos traitements habituels, et nos courtes trémulations, un peu trépidantes, suffisent aux malades, peut-être même leur réussissent mieux, car les fortes doses ne conviennent pas aux nerveuses et toutes les génitales sont des nerveuses.

Nous avons dit qu'un certain degré de pression s'unit à la vibration. Il importe de ne pas retirer brusquement la paume pour la poser ailleurs, mais graduellement, en laissant les tissus et les viscères sous-jacents refoulés, reprendre sans secousse leur place. Autrement les cellulitiques souffrent de la secousse comme d'un cahot. Le retrait brusque doit donc être évité lorsqu'existe la cellulite ligamentaire quoiqu'il soit utile pour la diagnostiquer, et aussi pour apprécier l'élasticité de l'appareil suspenseur. Alors la vibration abdominale doit être exécutée au niveau des ligaments larges, au voisinage du pli de l'aîne, et suivie du retrait brusque de la main.

3º RELÈVEMENT DES VISCÈRES. — Souvent nous remplaçons la friction circulaire et la vibration avec la paume par une pression vibrante et relevante. Les phalangettes de la main droite en pronation, coude haut, dépriment doucement les tissus à droite et à gauche du promontoire ou plus bas, mais toujours en dehors ou dans la région supérieure aux organes et à leurs lésions. La pulpe des doigts exerce de bas en haut une vibration qui allège les viscères et favorise leur ascension. Bralant a un procédé personnel qui vise et atteint le même but. La fréquence des ptoses rénales droites a inspiré Bralant. La manœuvre est de celles qu'on emploie pour refouler dans sa loge le rein descendu ; mais Bralant en a fait une règle de sa pratique. Il l'exécute assis à droite de la malade, avant le massage gynécologique.

B. — Massage direct.

Ses effets sont mécaniques et réflexes. Utérus, ovaires, trompes, ligaments, tumeurs, sont saisis. Tantôt l'index qui touche, soutient l'organe sur lequel agit la main droite, et reste immobile ; tantôt il se meut et agit seul.

Le massage direct se pratique à nu pour que les perceptions soient nettes. Ses manœuvres sont : la *friction circulaire*, la *vibration*, l'*effleurage*, l'*étirement*, la *malaxation*.

1º FRICTION CIRCULAIRE. — La main droite décrit de petits cercles sur la face postérieure de l'utérus antéversé, à travers les parois abdominales plus ou moins déprimées. L'index gauche soutient l'isthme. Même manœuvre pour les ovaires, les tumeurs. On en imagine aisément les variantes.

2° VIBRATION. — Isolée, elle n'est guère en usage dans le massage direct; au contraire, mêlée aux autres manœuvres elle est constante. Brandt disait : pression vibrante, effleurage vibrant, friction vibrante, etc. C'est l'extrémité pulpaire des doigts qui vibre, en pressant, en frictionnant, etc. La paume ne peut servir que sur de grosses tumeurs. Il y a aussi une vibration *ponctuée uni-digitale* en usage dans le traitement de la cellulite péri-uréthro vésicale.

La vibration mécanique franchement trépidante avec l'appareil de Liedbeck, rend service, aussi bien que l'automobile, le tricycle et toute machine secouante, pour provoquer les règles (p. 117). Les contractures musculaires cèdent sous la main ou la machine trémulante.

3° EFFLEURAGE. — Il se pratique avec l'index introduit dans le rectum et vise surtout les œdèmes et les contractions fibrillaires. Dans la cellulite du plancher, le doigt, qui peut rarement vibrer, dilate doucement sphincter et rectum puis frôle de bas en haut les parois (fig. 79, 80, 81 du Traité p. 190-193).

4° ETIREMENT. — Manœuvre très accréditée chez les contrefacteurs qui se figurent pouvoir rompre les adhérences. Exécutée avec force elle est dangereuse. Brandt en était ménager. Il allongeait seulement, en vibrant. L'étirement rend service contre les rétractions et contractures ligamentaires; mais la vibration est préférable pour faire céder celles qui sont momentanées. L'étirement est courammnt employée dans l'élévation, opération spéciale imaginée par Brandt pour réduire les prolapsus utérins.

5° MALAXATION. — Exclusivement réservée à la panniculite, cette manœuvre est externe et bi-manuelle. C'est le pétrissage avec étirement d'un pli cutané. On peut aussi malaxer le triangle recto-vaginal entre l'index et le pouce introduits simultanément dans les conduits.

C. — Massages externes spéciaux.

1° TAPOTEMENT (Fig. 182, p. 333 du Traité). — Percussion exercée exclusivement sur le dos, les lombes, le sacrum, soit avec le bord cubital des mains (hachures) — c'est le petit doigt ouvert qui frappe et *fait ressort,* pour nous servir d'une expression très exacte de notre collaborateur Zander — soit avec le poing lâchement fermé (tapotement lombo-sacré réservé au prolapsus).

2° ROULEMENT MUSCULAIRE. — Il consiste à faire rouler les masses musculaires brachiales et crurales *inertes*, entre les paumes souples *qui opèrent sur un vêtement léger.* Opposée par excellence à la rétention des déchets et toxines, l'opération commence par la racine des membres. Elle est donc en apparence *centrifuge,* contrairement à la règle vulgaire. Les massages centrifuges, c'est-à-dire qui ne refoulent pas le sang de la périphérie au centre, ne le refoulent pas davantage du centre à la périphérie. Ils stimulent simplement la circulation. Ils sont calmants. Le massage réellement centripète, c'est-à-dire qui refoule le sang, est, en gynécologie, un procédé aussi inférieur, aussi détestable que le massage dit par expression. Il est contre-indiqué chez les nerveux.

3° MALAXATION DES ÉPAULES ET VIBRATION RACHIDIENNE. — Cette manœuvre termine toutes nos séances. Elle repose et détend les malades qui ont un bon réflexe (P^{es} J^{ves} — N° 3).

La malade est assise sur un tabouret, les mains sur les hanches. Debout derrière elle, le médecin pose les mains sur les épaules *couvertes et non pas nues* de la malade. Avec les paumes et les doigts très élastiques, le pouce travaillant à peine, le médecin malaxe les épaules, la base du cou, la région du trapèze à quatre ou cinq reprises. Puis du talon de la main, il parcourt en vibrant la gouttière vertébrale de haut en bas.

4° *Étirement du cou.* — Très utile contre les céphalées moliminaires (Traité p. 371). Faites-le précéder d'une courte et légère malaxation de la peau du front et du cuir chevelu (Voyez Wetterwald).

III. — LA GYMNASTIQUE

En règle, la gymnastique précède et suit le massage. Par exception, on la supprime. Elle est aussi utilisée sans massage. On l'administre et la dose comme une drogue.

Le médecin et la malade doivent prêter toute leur attention aux exercices. Le médecin éduque la malade. Qu'il soit patient professeur, cherche avec soin la cause des demi-succès ou des échecs pour y remédier, car la gymnastique mal exécutée est une inutile gesticulation.

Tout exercice comprend : 1° une ATTITUDE DU MÉDECIN ; 2° une ATTITUDE DE LA MALADE ; 3° un MOUVEMENT ACTIF OU PASSIF.

Que la malade respire librement. Dans les mouvements actifs, l'effort existe ; mais il est *local* et se fait en *expiration*.

Des mécaniques ingénieuses ont été imaginées pour épargner le médecin. Aucune ne vaut la main, *machine intelligente*.

A. — *Catégorie décongestive.*

—

Nº 1.

Flexion active des membres supérieurs.

ATTITUDE DE LA MALADE. — Assise, genoux écartés, pieds en avant. Tronc et tête inclinés en avant, dans le même axe.

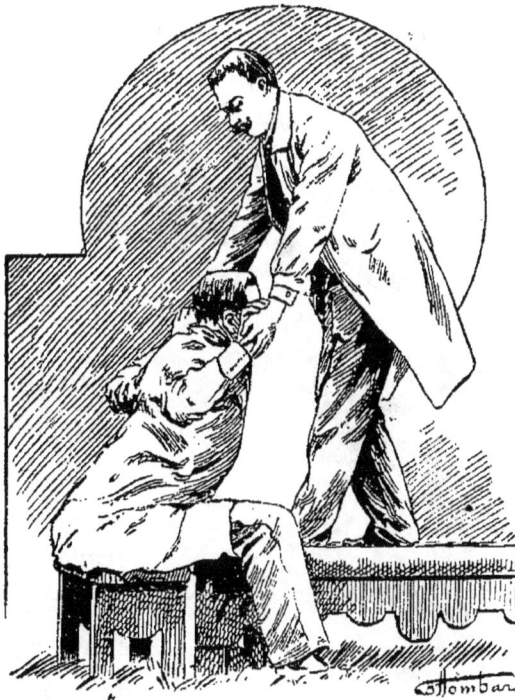

Fig. 4.

Bras tendus en haut et en avant. Les mains (fig. 9 du Traité p. 295) saisissent celles du médecin, mollement, sans crispation.

ATTITUDE DU MÉDECIN. — En équilibre stable, debout sur le plancher, s'il est très grand, sur la chaise-longue s'il est de petite taille (dans ce cas la malade fait face à l'angle de la chaise que ses genoux ne saisissent pas). Coudes au corps, un pied devant l'autre, légèrement penché en arrière, le médecin saisit les carpes de la malade sans serrer, et étire un peu les bras pour juger leur passivité (fig. 4).

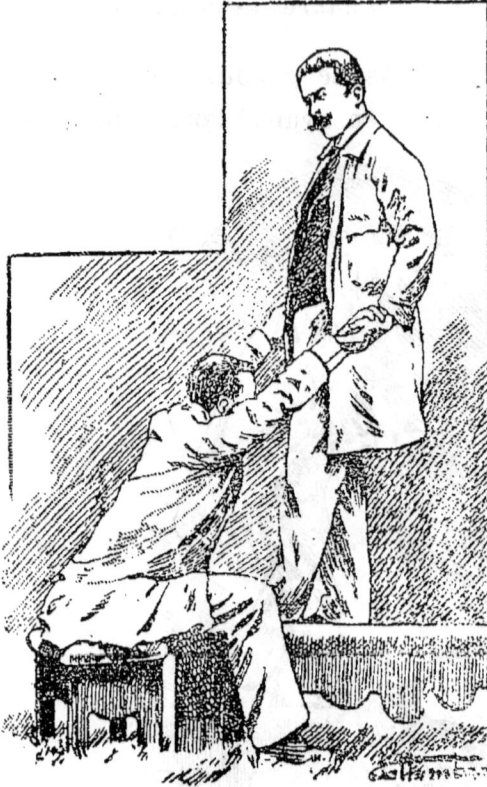

Fig. 5.

MOUVEMENT. — *Premier temps.* — La malade fléchit les bras en portant les coudes, dès le début du mouvement, tout à fait en dehors (fig. 5). La malade a expiré pendant le mouvement. Le médecin a résisté en inclinant son buste un peu en arrière au début ; ce qui lui donne de l'assiette, rend la résistance plus égale, mieux proportionnée, et épargne la fatigue de l'opérateur. C'est pour ne pas perdre l'équilibre que le médecin a un pied devant l'autre.

Deuxième temps. — Le médecin ramène les bras à l'attitude primitive (fig. 4) avec ou sans résistance de la malade.

REMARQUES. — Faites exécuter trois ou cinq mouvements de ce genre, au début des séances. On suspend l'exercice pendant les règles normales ou peu abondantes, et toutes les fois que la gymnastique produit un excès de vaso-constriction et retarde l'ascension des vagues.

La figure 94 du Traité (p. 208), résume une série de fautes fréquemment commises. Mauvaise attitude : 1° de la malade qui courbe en avant la colonne, fléchit la tête, recule les pieds, risque de perdre l'équilibre et se contracte ; 2° du médecin qui court le même risque et se fatigue.

Autres attitudes et mouvements incorrects de la malade non représentés sur le dessin du Traité : 1° extension de la tête, fixation des genoux, qui entraînent la fixation du thorax et la contraction des droits abdominaux ; 2° renversement graduel du tronc en arrière, pendant la flexion des bras ; 3° coudes ramenés au corps ; 4° crispation des mains qui en même temps appuient sur celles du médecin ; 5° expiration à contre-temps ou incomplète. Tout cela est mauvais.

N° 2

Abduction fémorale active.

ATTITUDE DE LA MALADE. — Sur le dos *en chien de fusil,* comme pour l'exploration et le massage ; mais le bassin soulevé par l'effort local des muscles dorsaux et les pieds joints.

ATTITUDE DU MÉDECIN. — Debout au pied de la chaise longue. Il applique la paume de ses mains sur la face externe des genoux de la malade.

MOUVEMENT. — *Premier temps.* — La malade écarte les genoux. Le médecin résiste (fig. 6).

Deuxième temps. — Le médecin rapproche les genoux. La malade résiste (fig. 7).

REMARQUES. — Expiration pendant l'effort.
Faites exécuter trois à cinq mouvements de ce genre, après

le massage. Suspendez l'exercice pendant les règles si elles ne sont pas profuses. Suspendez-le aussi, dans la dernière quinzaine, si l'oligoménorrhée ou les retards de règles prouvent l'excès de vaso-constriction, et encore au moment de l'ascension des vagues quand l'éréthisme utérin fait défaut.

L'irrégularité, les saccades, au premier et surtout au second

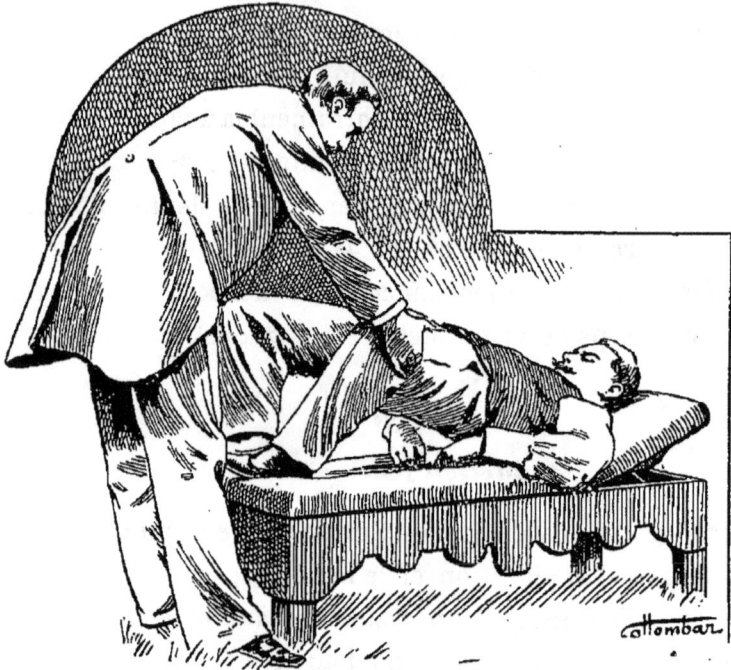

Fig. 6.

temps prouvent que l'effort de la malade et celui du médecin sont disproportionnés. Si la malade est faible, qu'elle ne soulève pas le siège. De plus, laissez cinq à dix secondes de repos entre le deuxième et le troisième mouvement.

Dans nos figures, le soulèvement du siège est un peu exagéré. Il ne faut pas tendre les droits abdominaux.

Ne faites pas exécuter plus de cinq mouvements. C'est la qualité et non la quantité qui importe.

Un certain nombre de malades sont rebelles à une bonne exécution. Simple inattention parfois. Dites-leur que cette inattention les prive d'une puissante aide au massage ; mais défiez-vous à ce sujet des nerveuses. Soyez bon pédagogue. Rappelez-vous que l'attention et l'application concentrées énervent, épuisent et sont une cause d'échec.

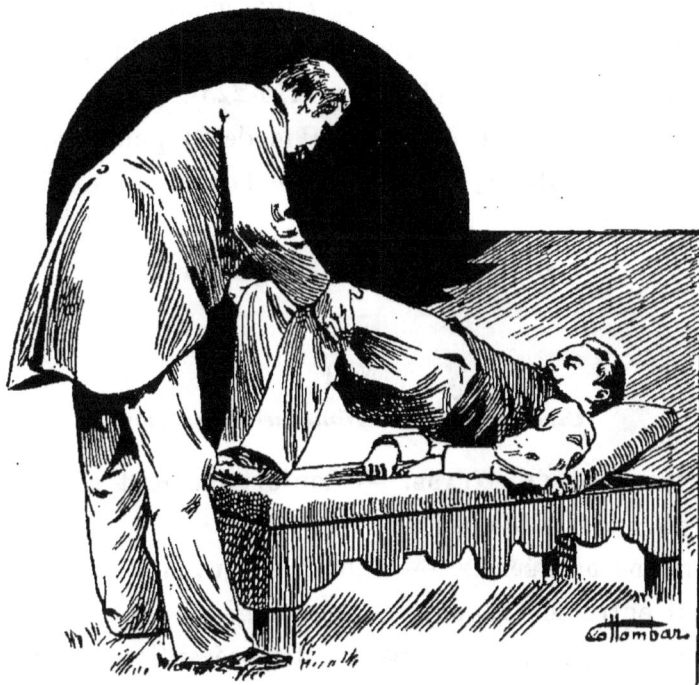

Fig. 7.

Quelques malades manœuvrent inégalement. Un seul membre résiste. On rétablit l'équilibre en rapprochant les talons des fesses ou en inclinant le tronc à droite ou à gauche. Veillez à la position des pieds. Qu'ils ne glissent pas, se touchent, et au besoin prennent l'un sur l'autre un point d'appui par leur bord interne.

La faute la plus commune vient de l'incompréhension de l'exercice. La malade se figure que dans le premier et le

second temps, ses efforts sont inverses. En pareil cas dites
au début du second temps : « *continuez à écarter* », au lieu
de dire « *résistez;* » ou encore, dites : « *appuyez vos genoux
contre mes mains, aux deux temps de l'exercice* ».

Bref, ingéniez-vous de toutes façons pour obtenir une bonne
exécution, tant l'exercice a de valeur hémostatique, mais n'exa-
gérez pas l'artério-constriction. *Toute gymnastique se dose.*

D'autres mouvements remplacent au besoin l'abduction
fémorale sans la valoir (Traité p. 215-223).

Au lieu de se tenir debout, le médecin peut s'asseoir à
gauche de la malade ; attitude moins fatigante.

B. — *Catégorie congestive.*

—

N° 1
Circumduction fémorale passive.

ATTITUDE DE LA MALADE. — Confortablement assise ; tête
appuyée ; passivité absolue.

ATTITUDE DU MÉDECIN. — Debout devant la malade (fig. 8).
Il tient entre ses genoux, le genou gauche ou droit de la
malade, et l'immobilise. Sans cette précaution, la jambe et
la cuisse sont agitées par le mouvement qu'exécute la cuisse
opposée. On peut aussi parer à cette agitation en étendant
sur un siège le membre qu'on ne fait pas mouvoir.

Le médecin saisit d'une main, sans serrer, le pied du
membre qui doit manœuvrer. L'autre soutient le jarret, sans
compression. Vous pouvez aussi appliquer cette main sur le
genou.

Le membre est donc abandonné, flasque dans son articulation coxo-fémorale, fléchi, cuisse sur bassin, jambe sur
cuisse et celle-ci en abduction.

MOUVEMENT. — Huit à dix circumductions de dedans en dehors. Faites décrire au genou un cercle très en dehors ; en dedans à peine tangent à la ligne médiane.

REMARQUES. — Bien fait, l'exercice est des plus reposants.

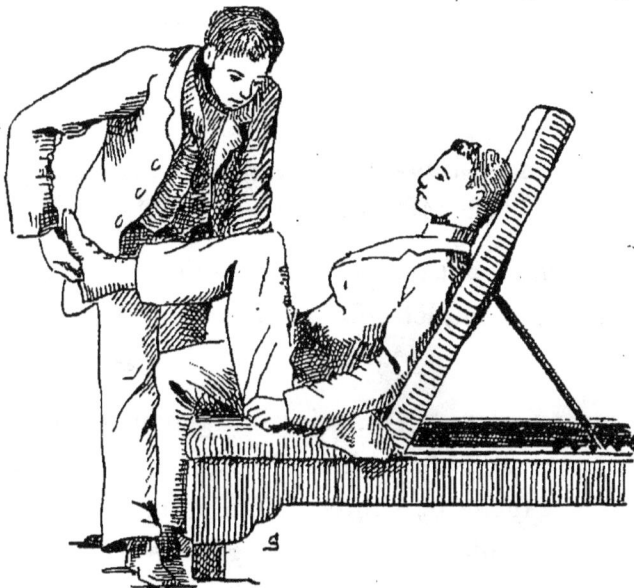

Fig. 8.

Il détend. Le membre s'allège. Etudiez-vous à éviter les secousses du ventre, pendant l'exécution. Le Traité décrit d'après les Suédois, une secousse abdominale au point culminant de la course. Nous l'avons supprimée.

Les écueils auxquels on se heurte sont la résistance et l'activité involontaires. Apprenez aux malades la passivité.

Bralant a modifié la circumduction fémorale de la façon suivante :

ATTITUDE DE LA MALADE. — Décubitus horizontal, dorso-fémoro-crural. Epaules et tête un peu relevés.

ATTITUDE DU MÉDECIN. — Assis devant l'extrémité de la

banquette. Il saisit à deux mains, l'un ou l'autre pied de la malade dont il soutient et soulève le membre inférieur en extension.

MOUVEMENT. — Circumduction du membre de dedans en dehors, avec ou sans extension légère. L'exercice est répété sur les deux membres.

N° 2

Circumduction passive des pieds.
(fig. 192, du Traité p. 353).

ATTITUDE DE LA MALADE. — Confortablement assise ou couchée. Passivité complète. La jambe repose sur les genoux du médecin.

ATTITUDE DU MÉDECIN. — Assis. Son genou droit ou gauche soutient le jarret de la malade, l'autre, le tendon d'Achille. De la main gauche ou droite, il maintient, sans serrer, la région sus-malléolaire. De la main gauche ou droite, il saisit l'extrémité du pied sans la comprimer.

MOUVEMENT. — Huit à dix circumductions, aussi étendues que possible, sans forcer, alternes, de gauche à droite, et de droite à gauche.

REMARQUES. — Contrairement au Traité ne faites pas suivre la circumduction, par la flexion et l'extension actives. Elles favorisent la constriction artérielle car une sensation de refroidissement leur succède.

N° 3

Flexion et extension actives d'un membre inférieur portant le poids du corps.
(fig. 120, 121, 122, 123, 124 du Traité p. 233-235).

ATTITUDE DE LA FEMME. — Debout sur un seul pied posant à

plat. La pointe de l'autre pied est placée sur l'extrémité de la chaise longue ou d'une banquette. Mettez le plus grand écart possible entre la banquette et le membre qui porte le poids du corps. Tête en extension. Reins cambrés. Bras étendus en haut et en arrière.

ATTITUDE DU MÉDECIN. — Debout sur l'extrémité de la banquette. Il tient entre ses pieds la pointe du pied de la malade.

Il saisit les mains de celle-ci conformément aux figures 121 et 122 du Traité (p. 234).

MOUVEMENT. — *Premier temps.* — La femme se dresse sur la pointe du pied qui porte le poids du corps. La cambrure augmente.

Deuxième temps. — La femme fléchit lentement, genou en dehors, le membre qui porte le poids du corps.

Troisième temps. — La femme se relevant étend lentement, genou en dehors, le membre qui porte le poids du corps et se retrouve dans l'attitude du premier temps. Le médecin aide simplement la malade à conserver l'équilibre.

Quatrième temps. — La malade pose le talon à terre et se retrouve dans l'attitude primitive. Faites exécuter, trois ou cinq mouvements sur chaque jambe. Expiration pendant les efforts.

REMARQUES. — *Ce n'est pas un exercice pour les malades*, mais pour les aménorrhéiques, dites essentielles. Au besoin filles et femmes l'exécutent seules sans lever les bras, en prenant un point d'appui du bout des doigts, sur le dossier d'une chaise placée devant elles, juste ce qu'il faut pour conserver l'équilibre, mais l'exercice est moins actif. Les erreurs ordinaires consistent : 1° A ne pas conserver la cambrure, l'*opis- thotonos* qui doit même s'exagérer au second et au troisième

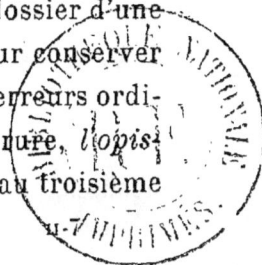

KINÉSITHÉRAPIE.

temps ; 2° à diminuer l'écart entre la banquette et le membre qui porte le corps, et pour ce, à exagérer la flexion du membre inactif, dont le genou se rapproche du sol. L'exercice est ainsi très facilité; 3° à ne pas maintenir dans l'abduction le membre qui porte le poids du corps.

N° 4

Renversement actif du tronc en arrière.
(fig. 126 du Traité, p. 237).

ATTITUDE DE LA FEMME. — A genoux sur un coussin ; jambes écartées ; mains sur les hanches.

MOUVEMENT. — La femme se cambre et se renverse jusqu'à l'imminence de la chute en arrière, puis se redresse.

REMARQUES. — Expiration pendant l'effort. Cet exercice s'exécute à trois ou cinq reprises avec ou sans aide. La malade devant se cambrer à l'extrême, la main de l'aide, entre les épaules, lui inspire sécurité.

Réservé comme le précédent à l'aménorrhée sans lésions ni déplacement d'organes.

Le Traité de kinésithérapie décrit encore la *secousse viscérale* comme exercice très congestif (p. 236).

C. — Catégorie ortho-viscérale.

—

N° 1

Adduction fémorale.
(fig. 180-181 du Traité, p. 331 et 332).

ATTITUDE DE LA MALADE. — Celle du mouvement des abducteurs (N° 2 de la série décongestive fig. 6 et 7) ; mais en soulevant le siège aussi haut que possible. Jambes fortement fléchies.

ATTITUDE DU MÉDECIN. — Debout devant la malade ou assis à sa gauche. Dans la première attitude, les avant-bras sont croisés et la paume s'applique sur la face interne du genou droit de la malade et la gauche sur la gauche. Dans la seconde la paume gauche s'applique sur la face interne du genou droit, et la droite embrasse le sommet du genou gauche que les doigts accrochent par sa face interne.

MOUVEMENT. — *Premier temps.* — Le médecin écarte les genoux de la malade qui résiste.

Second temps. — La malade rapproche les genoux. Le médecin résiste.

REMARQUES. — Expiration pendant l'effort. Trois à cinq mouvements. Plus le siège est haut et les jambes fléchies, mieux se contracte le périnée que cet exercice fortifie.

Nº 2
Contraction du releveur et des sphincters.

ATTITUDE DE LA MALADE. — Debout et appuyée contre un mur, jambes croisées.

MOUVEMENT. — Effort pour retenir les matières, l'urine ou les vents.

REMARQUES. — Quatre ou cinq exercices de ce genre, matin et soir.

D. — Exercices respiratoires.

ATTITUDE DE LA MALADE. — Assise sur un tabouret, passive, bras pendants, inertes, le dos appuyé contre le médecin debout derrière elle. Si le médecin les soulève puis les lâche, ils doivent retomber flasques comme dans la résolution chloroformique.

ATTITUDE DU MÉDECIN. — Debout derrière la malade à laquelle il prête un appui confortable. On peut placer le genou droit ou gauche fléchi, sur le tabouret derrière le sacrum de la malade dont la colonne vertébrale s'appuie alors contre la cuisse du médecin, formant dossier.

MOUVEMENT. — On saisit par devant ou par derrière, mieux par devant, les aisselles ; et les épaules sont soulevées lentement. La malade inspire par le nez profondément. Puis le médecin laisse descendre doucement les épaules, qui s'affaissent pendant que la malade expire à fond. Trois à cinq respirations.

REMARQUES. — Peu de gens savent respirer. La passivité surtout dans les exercices respiratoires, est difficile à obtenir. Presque toutes les malades lui substituent l'activité et font le moulinet avec leurs membres demi-fléchis. L'exercice est ainsi beaucoup moins efficace. Il ne repose pas. Il ne détend pas les nerfs.

Soyez patients. Rendez aux femmes, le grand service de leur enseigner la passivité et la respiration diaphragmatique.

Quelques malades débiles, dans les premières séances, ont des vertiges (même des syncopes) quand elles inspirent profondément. Dites-leur de respirer moins à fond. Quelques jours plus tard (semaines par exception), l'accident ne se produit plus, même après radicale distension de toutes les vacuoles pulmonaires et expulsion de l'air résidual. C'est que vous avez déjà agi par le massage sur la circulation abdominale.

On trouvera dans le Traité la description de beaucoup d'exercices que nous avons opposés aux vaso-constrictions et vaso-dilatations erratiques. Utiles contre les simples troubles de fonctions, ils conviennent rarement aux malades. Ne multipliez pas les exercices gymnastiques, Brandt, gymnaste professionnel, en a décrit une quantité dont il s'abstenait en pratique courante. Leur confusion avec les exercices spécifiques noyés dans le flot des autres, a contribué au discrédit du système et à l'incompréhension des effets décongestifs et congestifs.

La gymnastique même spécifique doit être dosée d'après ses effets, et, toute réglementaire qu'elle soit, la décongestionnante continue, quotidienne pendant la cure entière, sera réservée aux hémorrhagiques. Autrement on s'expose à toujours reculer et à trop diminuer l'écoulement menstruel.

IV. — RÉGLEMENTATION GÉNÉRALE DU TRAITEMENT

Il y a des traitements intermittents ou courts. Cependant de la répétition journalière, pendant trois à quatre mois d'un remède homœopathiquement dosé, dépend en règle, le succès final et les résultats durables. Le congé du dimanche ou d'un jour de fête isolé suffit. L'irrégularité porte préjudice à la cure. Il faut en avertir les malades, car l'insuccès est alors de règle. Que vos clientes sentent en vous le fidèle gardien de leurs intérêts, le médecin instruit des choses de son métier ne promettant pas plus qu'il ne peut tenir, mais sûr de son expérience et décidé à se faire obéir.

On a reproché à la cure kinésique sa longueur. Que durent donc les autres? Des années. Et pour quels effets? Palliatifs et locaux tout au plus; morbicoles souvent. Brandt a dit : « *Mon traitement est long, parfois très long; mais les résultats sont excellents.* » C'est exact; et outre ce résultat final, quels avantages que l'ambulation et l'activité absolue ou relative, au lieu de l'alitement et de l'inactivité pendant des mois!

Non seulement les résultats immédiats sont d'ordinaire excellents mais leur ténacité est remarquable. Nous avons guéri en une seule cure des métro-salpingitiques vouées à la castration d'urgence et qui sont devenues mères. Guérisons remontant aujourd'hui à quinze ou vingt ans, radicales par conséquent, en dépit de pronostics chirurgicaux.

Défiez-vous des traitements trop courts. La durée de six semaines est un *minimum* acceptable *parce qu'alors* les effets persistent plus ou moins longtemps. Nous ne prolongeons plus les cures, même incomplètes, au delà de quatre mois *parce qu'alors* elles se complètent souvent d'elles-mêmes. Il convient de laisser aux malades ce bénéfice. D'autre part, engagez les incurables à ne pas rester sans surveillance pendant plus de trois ans.

Le massage sans gymnastique (*sauf ménorrhagie*) est continué, *en principe*, pendant l'écoulement cataménial. « *La durée totale des cures est ainsi réduite de moitié* » disait Brandt. Voici comment nous expliquons la chose : 1° l'interruption pendant plusieurs jours d'un traitement dont les effets définitifs ne sont assurés que par la répétition quotidienne d'une petite dose, est forcément nuisible. 2° C'est pendant les règles que la femme même oligo-ménorrhéique a le plus grand besoin de fabriquer des globules rouges et le massage active cette fabrication. Ajoutons que les femmes sont toujours soulagées par un massage ambiant et léger. Cela seul suffirait pour ne pas interrompre la cure pendant les règles.

Le médecin doit pratiquer chez lui. L'ambulation régulière et modérée fait partie du traitement. Seules, les impotentes, les débiles, les alitées seront soignées chez elles, jusqu'au jour, en général assez proche, où la marche sera possible. *A partir de ce jour la cure s'accélèrera.*

En dehors de l'insomnie persistante et de l'anorexie rebelle, le kinésithérapeute a des ennemis extérieurs parfois irréductibles. Ce sont : *a* — LES EXCITATIONS GÉNITALES ; *b* — LE CORSET ; *c* — LE SURMENAGE ; *d* — CERTAINS MOUVEMENTS, CERTAINES ATTITUDES ; *e* — LES EXAMENS DES CONFRÈRES qui veulent surveiller les progrès, et ajouter une médication succédanée.

a. EXCITATIONS GÉNITALES. — Le plus actif de tous les congestionnants ; mais il y a des nuances. Une excitation qui n'assouvit pas le désir et laisse le système nerveux désemparé, ruine le traitement. Rien à espérer de lui en pareil cas. Quant aux excitations naturelles, mieux vaut les supprimer, au début des cures tout au moins ; cependant, pensez à la paix du ménage. Ne parlez d'abstention que pour les six premières semaines. Représentez au mari, coupable ordinaire de la maladie et des souffrances, qu'il n'est pas moins médecin que vous. La cure avançant, peu à peu les rapports seront moins nuisibles ; exigez en tout cas qu'ils soient rares, en concordance avec l'issue des molimens, du cataménial de préférence. Vous serez écouté... mais toutes les fois qu'une malade vous arrivera brusquement démolie : sachez à quoi vous en tenir et à qui vous en prendre.

b. LE CORSET. — Inutile d'engager une croisade générale contre lui ; contentez-vous d'exiger que vos clientes l'agrafent assises. C'est le seul moyen d'être certain qu'il n'est pas serré... au moment où elles vous quittent.

c. LE SURMENAGE. — Mondain et ouvrier. Le traitement permet de vaquer même à des occupations très fatigantes quand le réflexe est bon (P^{es} J^{ves} — N° 9) ; mais il est quelquefois nécessaire d'interrompre le métier ou même d'en changer.

d. CERTAINS MOUVEMENTS, CERTAINES ATTITUDES. — Sont interdits : l'ascension de nombreux étages ; la station assise ou debout prolongée ; le cirage des parquets ; le lavoir ; la machine à coudre ; la couture à la main, l'exercice du piano, prolongés sans interruption ; les stations dans les grands magasins, dans les expositions, chez les couturiers.

Conseillez la *variété* des attitudes et des mouvements. On peut supprimer certaines dysménorrhées par la simple hygiène kinésique. Quel est le *rond de cuir* dyspeptique et grincheux qui ne deviendrait belle fourchette et image de toutes les grâces, à condition de remplir un tombereau de gravois, pour commencer la journée ?

e. L'INTERVENTION DES CONFRÈRES, LEURS PRÉTENDUS SUCCÉDANÉS, LEURS EXAMENS. — En gynécologie médicale on associe avec profit aux tampons, ovules, injections, des reconstituants, hydrothérapie, fer, quinquina, seul moyen d'obtenir l'*indispensable* relèvement de l'économie. La kinésithérapie abdominale grâce au réflexe général représente un reconstituant, un créateur de globules rouges, un stimulant de toutes les fonctions. C'est un fusil qui fait coup double. Au moins inutiles sont par conséquent les succédanés toniques. Quant aux anesthésiques, aux calmants, ils paralysent le réflexe. D'autres médicaments l'excitent, il est vrai ; mais faut-il injecter du curare aux malades ? Doit-on rechercher les excitations artificielles, l'ergot par exemple tétaniseur des vaisseaux ? Et les pessaires ? Met-on un bras paralysé qu'on électrise dans un bandage inamovible ? etc., etc. Ne prolongeons pas le procès des médicaments dits succédanés. Ils ralentissent ou arrêtent les cures. Une drogue, une physiothérapie quelconque, une opération peuvent succéder à la kinésithérapie si elle échoue. Leur concomitance est irrationnelle.

Quant à l'intervention des médecins, que penser de ce confrère qui conseillait à une de nos malades, fibromateuse, de se soumettre aux rayons X « *sans nous prévenir et sans abandonner nos soins* » ? Que penser de ce Suédois qui abaissait avec une pince de Museux les utérus prolabés réduits par Brandt « *pour voir s'ils étaient solides* » ? Que penser de N., qui mécontent de voir le massage déconseillé par lui, réussir entre nos mains, mettait une femme au désespoir en lui affirmant que « *la guérison ne tiendrait pas* » ? La guérison tient depuis cinq ans. On ne sait s'il faut rire de tant d'imbécillité ou pleurer de tant d'inhumanité.

A côté de ces jésuites en robe courte, il y a d'excellents confrères qui veulent suivre du doigt les traitements et qui ignorent les inconvénients graves des explorations quand la main est lourde. Envoyez-leur les malades à l'issue du molimen cataménial, après le passage de la seconde vague. S'ils congestionnent, l'antidote des règles est proche. Ils en avanceront même souvent la venue.

V. — DESCRIPTION D'UNE SÉANCE

La malade arrive chez vous à heure fixe. Pour obtenir la ponctualité donnez-en l'exemple. L'énervement de l'attente est détestable pour les malades.

La malade dénoue, mais conserve les jupes si elles n'entravent pas les mouvements, ouvre son corsage, enlève ou dégrafe entièrement son corset. C'est tout, ne découvrez le corps que par nécessité. La vessie doit être vide. Pour le rectum ce n'est pas toujours possible. La digestion sera terminée ou à peu près.

Nous prenons pour type, la description d'une séance dans

laquelle la décongestion est recherchée. Après exécution du
N° 1 de la gymnastique décongestive, la malade s'étend sur
la chaise-longue ; jambes et cuisses à demi-fléchies, tronc un
peu relevé. C'est la position en chien de fusil (fig. 9). Que vos
mains soient propres. Le massage est d'ailleurs un puissant
anti-toxique. Jamais nous n'avons eu d'accidents infectieux.
Donc, si les malades se succèdent sans interruption, il suffit
de se laver avec soin après chaque traitement. Fervent
Pastorien de la première heure et partisan de l'*antisepsie
méticuleuse* (1879), nous considérons l'*asepsie chirurgicale
ou obstétricale* comme inutile pour nos malades supérieure-
ment défendues par le massage contre les toxémies endogènes et exogènes. (Voir le mémoire sur les vagues.) Il serait
d'ailleurs impossible de prendre de pareils soins, après
chaque traitement. La peau n'y résisterait pas. Cependant
nous soignons en dernier lieu les génitales suspectes, car au
temps où nous étions acccoucheur, nous avons prouvé que
les lavages immédiats même multipliés, ne stérilisent pas
l'index qui a plongé dans des matières septiques, durant
deux ou trois minutes.

Vos mains n'auront ni graisse ni poudre. Celle-ci ne sert à
rien, et la graisse, surtout la vaseline, tache désagréablement
le linge. Enduisez l'index gauche, le bord correspondant du
médius, et le pouce, d'une pâte saponifiante propre et neutre.

Asseyez-vous sur un tabouret bas, — de même hauteur que
la chaise-longue — à gauche de la cliente. Avec la main droite
passée sous les jupes, aplatissez celles-ci, tirez en bas le pan-
talon s'il est fermé, ouvrez un chemin large et facile, jusqu'à
la vulve, sous la cuisse gauche de la malade. Raison de
décence et surtout de propreté. Il ne faut pas que la main
gauche qui va passer par ce chemin, se perde dans les plis
des vêtements et les souille ou se souille elle-même.

Que la femme vous indique la date de l'époque intermenstruelle. Pour un prompt calcul elle doit se rappeler le *jour* du
début des règles et compter par septenaire.

Introduisez l'index dans le vagin et que la main se mette
dans la position de Brandt, Lisfranc et Aran (fig. 3 p. 77).
Ecartant vos genoux, vous avez rapproché le plus possible
de la chaise-longue votre tabouret. Appuyez le coude gauche

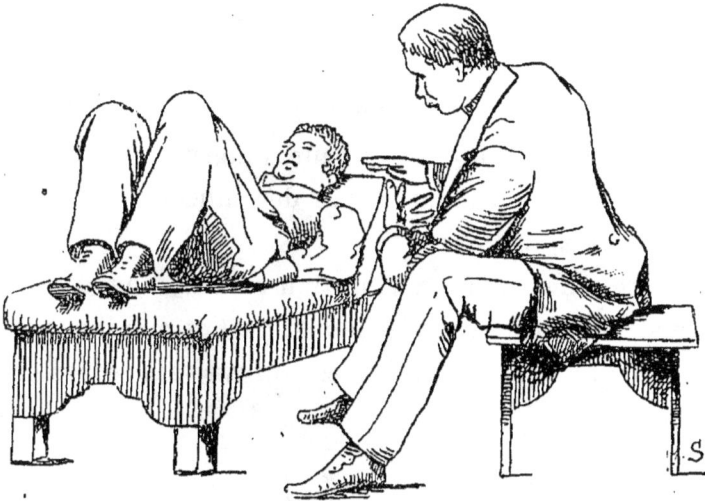

Fig. 9.

contre la face interne de votre cuisse correspondante (fig. 9),
pour reposer le bras et pour éviter le recul involontaire de
l'index vaginal; *mais n'exercez aucune pression sur les
organes.* Glissez la main droite à plat, à nu sur le ventre,
sous les jupes dénouées et la chemise. Que votre main soit
tiède. Au besoin, laissez la chemise étalée sous cette main qui
se réchauffera promptement.

Exécution du massage indirect (p. 81). Durée : trente
secondes à trois minutes. (*Maximum* rarement atteint,
même quand la cure bat son plein).

Exécution du massage direct, s'il y a lieu, seulement quand la cure est avancée. Même durée *maxima*.

Retirez l'index. Essuyez-le dans du papier de soie blanc par propreté, économie, et pour voir les sécrétions.

Lavez vos mains.

Exécution du N° 2 de la gymnastique dérivative.

Aidez la malade à se mettre sur son séant. Pour cela, placez la main droite à plat sous la nuque. De la gauche, saisissez le bras. La femme roidit un peu les muscles dorsaux, tourne les membres inférieurs à droite ou à gauche et se trouve assise au bord de la chaise-longue. La manœuvre utile surtout chez les hémorrhagiques et quand l'utérus se rétrodévie, a pour but d'éviter la contraction des muscles abdominaux.

Exercice respiratoire.

Malaxation des épaules, vibration rachidienne.

La malade rajuste ses vêtements, part et marche, pendant cinq, dix, quinze, vingt minutes, suivant ses forces et sans les dépasser.

V. — MARCHE DES CURES

Quand la malade a un puissant réflexe, plus elle est débilitée, plus vite s'accusent les progrès : sensation de bien-être à l'issue des séances, légèreté du ventre, facilité de locomotion, teint meilleur, etc. L'amélioration subjective prend le pas sur l'objective.

Les malades ne doivent ni souffrir ni se sentir ballonnées, à l'issue des séances ; mais deux ou trois heures plus tard, elles éprouvent souvent un léger malaise local ou général. Inévitable réaction dont vous les prévenez comme des molimens.

Les progrès ne sont pas continus. Ils se révèlent après le

passage des vagues surtout de la seconde. Nous avons dit, dans notre Traité, et souvent répété que les génitales chroniques avaient huit bons jours par mois, en deux fois.

On a accusé le massage de réveiller les vieilles affections. Le fait est qu'il les décèle, et c'est la preuve de son excellence pour le diagnostic ; mais quand on ne connaît pas les molimens, quand on ne respecte pas, *surtout au début* des cures, *nos* principes de légèreté, de brièveté (escamotage, p. 36) du massage, quand on néglige les exercices spécifiques, on expose les *cellulites subaiguës* à l'acuité. Pour nous, en vingt ans nous avons vu deux poussées inflammatoires. L'une de ces poussées, n'a pas déterminé la purulence que d'autres crises antérieures à notre intervention — la dernière récente — avaient produites et la pelvi-péritonite a été *conjurée de suite grâce à la méthode*. L'autre malade était une salpingitique gauche en pleine voie de guérison, qui — peut-être à la suite d'excès, mais *certainement pas sous l'influence du massage* — a fabriqué à droite une grande quantité de pus, accident brusque qui fait songer aux inondations *inexplicables* signalées par les chirurgiens, et au sujet desquelles nous avons posé une question dans le mémoire sur les vagues. Opérée sans retard, la malade a guéri.

CHAPITRE III

APPLICATION DU MASSAGE ET DE LA GYMNASTIQUE

La méthode kinésique s'applique au diagnostic et à la thérapeutique.

Pour le diagnostic, elle n'a d'autre contre-indication que celle d'une solution immédiate et facile par un seul examen.

Pour la thérapeutique, elle exige certaines conditions, se heurte à des contre-indications importantes mais peu nombreuses et abonde en indications dont le champ est très vaste.

I. — CONDITIONS NÉCESSAIRES

Il faut que le réflexe dynamogène existe, condition absolue; (P^{es} J^{ves} — N° 3). Il faut que l'adiposité ne fasse pas obstacle, condition relative. Il faut que la malade dorme et mange, autre condition, absolue au point de vue du succès définitif.

II. — CONTRE-INDICATIONS

1° Absolues.

a) LA PÉRITONITE AIGUE OU CHRONIQUE GÉNÉRALISÉE.

b) LES TUMEURS MALIGNES y compris LA GROSSESSE ECTO-PIQUE EN ÉVOLUTION.

c) LE PUS COLLECTÉ EN CAVITÉ CLOSE.

2° **Relatives**.

a) LA GROSSESSE ECTOPIQUE ROMPUE

b) LES TUMEURS BÉNIGNES LIQUIDES NON ÉVACUABLES.

c) LES NÉVROSES INCURABLES.

Dans la *péritonite aigue ou chronique généralisée,* le traitement n'est même pas applicable.

Dans les *tumeurs malignes,* il est inutile. Dans la *grossesse ectopique en évolution,* il ne faut pas tergiverser. C'est avec les inondations péritonéales, le seul cas d'urgence opératoire.

Inutile encore et dangereux dans les *collections purulentes liquides, volumineuses et closes;* mais ne pas confondre le pus collecté et les petits foyers purulents disséminés dans les tuméfactions solides, dites phlegmons et exsudats, cellulite ou œdème. Il suffit à beaucoup de chirurgiens de trouver les culs-de-sacs encombrés pour affirmer la présence du pus et la nécessité de la castration. C'est une erreur. Ces tuméfactions constituent la principale indication de la kinésithérapie.

Pour la *grossesse extra-utérine rompue,* nous inclinons vers la chirurgie, à condition que la ménopause ne soit pas trop éloignée. Autrement, si les accidents généraux sont nuls ou peu alarmants et surtout si l'essai du traitement kinésique est encourageant, nous lui donnons la préférence (Pes Jves — No 6).

Pour les *tumeurs bénignes liquides, non évacuables,* l'ablation est d'ordinaire préférable, mais si l'état général est mauvais ou si la tumeur n'est pas libre, ayez recours d'abord à la kinésithérapie. Stapfer a vu et publié plusieurs cas de ce genre. Winiwarter en a cité un très curieux (Pes Jves — No 5).

La complication des *névroses* — terme vague — ne contreindique pas *a priori* le traitement. On l'essaie, quitte à l'abandonner s'il échoue. L'échec se juge surtout par l'insomnie.

III. — INDICATIONS

Les indications parcourent le *cycle entier de la vie géni-tale*. Adoptant une méthode d'analyse qui consiste à partir de la puberté, pour aboutir au terme de la vie génitale, nous étudierons d'abord les troubles de fonction dans l'ordre où ils paraissent : pendant la virginité, après la virginité, pendant la grossesse, l'accouchement, les suites de couches, l'allaitement, la ménopause. Les affections génitales et les dislocations suivront.

De cette façon, le lecteur comprendra l'étroite dépendance des maladies et des troubles d'évolution du follicule de de Graaf et du corps jaune, comment les troubles fonctionnels perpétuent, aggravent, ou même créent les affections géni-tales qui, à leur tour les créent, les aggravent, les perpétuent, et de quelle façon un traitement *dérivatif, antitoxique, dyna-mogène*, peut les prévenir, les faire disparaître ou les atténuer, faciliter leur diagnostic, préparer d'autres inter-ventions ou échouer.

A. — Troubles fonctionnels

A. — *Indications pendant la virginité*

1° MÉNORRHAGIES

(Puberté précoce. — Règles profuses ; avancées ; de quinzaine ; prolongées : continues.)

Quelques fillettes, avant l'âge réglementaire, sont mens-truées et ménorrhagiques. D'autres, vierges, formées à temps, présentent sous des influences variables (changement d'hy-giène, de climat, émotions, fatigues exceptionnelles, gymnastique mal entendue, etc., etc.) des règles avancées ou profuses, ou prolongées au point de devenir parfois continues. Ces accidents sont dus non à de prétendues métrites dites hémorrhagiques, mais à un trouble d'évolution du follicule ou à la suractivité vaso-dilatatrice du corps jaune ou à l'avance du stade de régression.

TRAITEMENT. — La gymnastique suffit dans la pluralité des cas, et dans la gymnastique, l'exercice décongestif N° 2 exécuté chaque jour, ou par intermittence aux époques qui vont être indiquées, le matin ou le soir, ou matin et soir. Trois à cinq mouvements chaque fois ; pas davantage.

a) **Règles avancées** : commencez le XIVe jour, finissez le XXVIIIe.

b) **Règles profuses** : commencez le IIIe ou IVe jour, ou plus tôt, même dès le XXIIe ou XXIIIe (traitement préventif) jusqu'à l'arrêt, et au-delà pendant quatre ou cinq jours.

c) **Règles de quinzaine** : du VIIIe ou IXe au XVIIe ; ou seulement au moment de la ponte ; les XIVe, XVe, XVIe ; cette méthode réussit quelquefois mieux.

d) **Règles prolongées** : du IIIe ou IVe jour jusqu'à l'arrêt, et au delà pendant quatre ou cinq jours.

e) **Règles continues** : traitement continu, sauf au moment des règles. Alors très courte interruption. On reprend ensuite.

L'intelligence du praticien modifie la gymnastique au gré des événements. Au besoin, vous pouvez confier l'exécution à un tiers ; mais assurez-vous de son savoir et de celui de la malade. On rendrait service aux fillettes en leur enseignant préventivement l'abduction fémorale.

Filles et femmes sont plus ou moins sensibles à la gymnastique. Il y a des idiosyncrasies.

Malgré 80 p. 100 de succès, la gymnastique hémostatique a ses revers comme toute thérapeutique[1].

Parez aux obstacles créés par la malade : surmenage, gymnastique antagoniste (ascension d'étages nombreux, trépidation des voitures), attitude assise ou station sur pieds prolongée sans marche, tension de la paroi abdominale.

Nous avons vu la bicyclette réussir. Cette machine hygiènique diminue et retarde les règles, si l'usage en est quotidien et modéré. Allure tranquille. Pas de côtes. Avant de la conseiller soyez sûrs que le trouble de fonction est essentiel.

L'échec relatif de la seule gymnastique peut-être lié aux états subpathologiques et pathologiques qu'entraîne la chronicité du trouble fonctionnel. Pratiquez alors le massage hémostatique.

Entre le massage des vierges et des femmes, il n'y a qu'une différence : l'index qui touche est rectal et non vaginal.

Les échecs absolus qui ne dépendent pas d'une lésion locale, sont parfois expliqués par une affection cardiaque ou hépatique. Ne confondez pas avec les entités morbides, les troubles fonctionnels effets et non causes de métrorrhagies.

---

1. Nous avons été témoin du fait suivant que nous citons à titre documentaire. Dans un cas où nos ressources kinésiques et allopathiques avaient échoué radicalement, un confrère homœopathe auquel on s'adressa sur notre conseil (nous n'avons pas de parti pris en médecine) et d'après notre choix eut un succès complet et définitif.

Les médicaments étaient l'*Achillea Millefolium* et l'*Acalypha Indica* en teintures mères préparées avec la plante entière au moment de la floraison.

La dose employée amena une recrudescence de la perte, qui de noire devint rutilante. Cette recrudescence avait été annoncée comme possible. On remplaça le médicament par le *Quina*. L'hémorrhagie qui datait de plusieurs mois, s'arrêta net.

2. AMÉNORRHÉE, OLIGOMÉNORRHEE ET LEUCOMÉNORRHÉE

Pontes avortées et puberté tardive.

A l'âge où les vagues utéro-ovariennes commencent à
onduler, si l'émonctoire ne fonctionne pas, tous les systèmes
peuvent être atteints par choc en retour de la perturbation
cérébro-spinale, avons-nous dit dans notre mémoire sur les
molimens. Des erreurs graves sont commises à l'occasion
d'accidents, que causent le retard d'évolution régulière des
follicules et du corps jaune, ou les pontes avortées des fillettes,
entre huit et treize ans. Les réflexes de l'ovaire en ébauche de
fonctions, dans le temps où « *le sang cherche* » sa voie, sont
aussi constants que les réflexes de dentition. Les congestions
de voisinage également, notamment celle de l'appendice pour
l'ovaire droit. Les chirurgiens pour qui le point de Mac Burney
est un signe pathognomonique, et qui, opérant, déclarent
malade un appendice vide de corps étranger, sans pus, sans
folliculite, mais plus ou moins phlébectasié, se trompent.
« *Nos résections d'appendice, sont justifiées deux fois sur*
dix », nous a dit un chirurgien sincère. Parmi les accidents
des pontes avortées et les diagnostics erronés qu'ils entraînent, nous avons publié un cas de pseudo-coxalgie typique au
point de vue de l'erreur commise, de la façon dont elle peut
être reconnue et de la conduite du traitement (Traité p. 605)
Trousseau, Labadie-Lagrave, Leven, ont vu des hyperthermies que l'apparition des règles fit tomber. Les métastases
dites menstruelles des vieux cliniciens sont de même ordre.
En relèvent nos vaso-dilatations et vaso-constrictions errati-
tiques (1897). Les entérites notamment qui subissent l'influence des molimiens comme toute affection d'ailleurs, peuvent être entretenues ou aggravées par les pontes avortées.

Lorsqu'une fillette entre huit et treize ans présente des accidents obscurs, périodiques, fugaces, pensez aux pontes avortées. Lorsqu'une fillette de treize à quatorze ans présente des accidents non moins obscurs, et plus graves, mal définis, périodiques aussi mais plus réguliers, pensez que la menstruation guette cette petite malade. Alors recherchez si lesdits accidents se traduisent par une arythmie des circulations locales, par des phénomènes vaso-moteurs erratiques, tels que le refroidissement habituel d'une partie du corps et la congestion de telle autre. Si vous constatez ces troubles circulatoires. que votre soupçon d'un retard de formation s'accentue. Enfin, demandez si chaque mois, à des périodes à peu près fixes, des malaises abdominaux ne font pas apparition. Si la réponse est affirmative, tenez le diagnostic pour fait et traitez la malade. Ces malaises sont caractéristiques d'un molimen menstruel qui n'aboutit pas. Ils constituent un signe pathognomonique, Le pronostic est favorable sous réserve des déchéances nerveuses héréditaires. Le traitement est relativement facile, car nous avons fait connaître le *moment physio-psychologique du déclic qui annonce les règles*. Il correspond au XXIe jour des quatre septenaires d'une fille euménorrhéique. Si vous manœuvrez bien, vous avez toute chance, huit jours plus tard, de voir le sang couler.

Si au contraire, rien ne révèle le molimen, le diagnostic n'est pas ferme et le fil d'Ariane vous manque.

TRAITEMENT. — Gymnastique congestive, à laquelle on associe parfois, le roulement musculaire des quatre membres et la malaxation des épaules suivie de vibration rachidienne.

Étant donnée une fillette chez laquelle la deuxième vague (molimen cataménial) est signalée, faites exécuter l'exercice

N° 1 de la gymnastique congestive à partir de l'époque où la vague s'annonce par les malaises abdominaux, ou même un peu avant cette époque. Au bout d'une semaine le sang doit couler. Nous préférons l'exercice N° 1, passif, aux N°ˢ 3 et 4 actifs, utiles cependant.

Si les pieds sont habituellement froids, joignez au N° 1 le N° 2.

Quand la fillette est débile, il est bon que ces exercices soient précédés du *roulement musculaire* des quatre membres (p. 87).

Si le sang ne coule pas, suspendez tout traitement et le mois suivant, quatre jours après les malaises moliminaires abdominaux, essayez l'opération suivante.

Trépidation mécanique intra-rectale.

ATTITUDE DE LA MALADE. — Couchée, en chien de fusil, sur le dos.

ATTITUDE DU MÉDECIN. — Assis devant la malade.

MANŒUVRE. — Introduisez ou faites introduire par la malade, sous ses jupes, dans le rectum, sept à huit centimètres du manchon d'aluminium d'un vibrateur de Liedbeck. Saisissez-en le manche de la main gauche. De la droite tournez la manivelle. Si la trépidation n'est pas perçue dans le bas-ventre, mais seulement à l'anus, introduisez davantage l'instrument et surtout abaissez le manche. Durée de l'opération : trente à quarante secondes. A répéter pendant trois jours.

On peut aussi provoquer les règles au moyen de l'automobile.

Le succès obtenu, on ne renouvelle pas les manœuvres le mois suivant. On attend et on observe.

Quand la vague cataméniale ne s'annonce pas, on tâtonne, mais il ne faut pas s'entêter pour les raisons indiquées au chapitre de physiologie (p. 50).

Ne traitez pas les aménorrhéiques essentielles dont la santé n'est pas éprouvée.

Règles supprimées.

Fréquents sont les arrêts accidentels et brusques des règles chez les euménorrhéiques, à la suite d'un refroidissement des membres inférieurs, d'une émotion, de l'absorption intempestive d'un mets ou d'un liquide glacé. Il en résulte tantôt des accidents généraux, nerveux surtout, palpitations, syncopes, spasmes, vomissements, hyperthermies, psychoses, folies, tantôt des accidents locaux, la cellulite ovarienne subaiguë ou aiguë avec pelvi-péritonite, en tous cas au moins trois semaines de malaises. Un trouble brusque de la maturation du corps jaune entraîne des accidents semblables ou des accidents erratiques que ne conjure pas toujours l'émonctoire naturel prochain, mais seulement le suivant.

L'aménorrhée est causée par des pontes avortées, intermittentes ou succède à l'oligoménorrhée. Elle est alors la cause plutôt que la conséquence de l'anémie et de la chlorose, car dès que le sang coule régulièrement, le *facies* se colore, la santé revient.

Le changement de climat, qui perturbe l'évolution du follicule ou du corps jaune et provoque parfois la ménorrhagie, est aussi la cause d'aménorrhées passagères ou définitives. La suppression des règles est favorisée par des exercices intempestifs, notamment la marche avec entraînement graduel, les métiers sédentaires, le surmenage intellectuel sans gymnastique compensatrice, par l'obésité sa compagne ordinaire, car les aménorrhéiques maigres sont plus rares que les obèses. Cette obésité est souvent de mauvais aloi. La cellulite généralisée, l'infiltration des tissus sont de règle chez les aménorrhéiques. En somme, la suppression des règles est un phénomène parfois très grave et presque toujours cause et effet de troubles trophiques et de déchéance nerveuse. Nous avons cité dans nos divers ouvrages depuis 1897 des faits démonstratifs de dermatoses, d'adiposité monstrueuse avec boulimie, de maigreur étique avec anorexie, d'hypertrophie du corps thyroïde, d'aménorrhée concordant avec le développement d'un goitre et le phénomène contradictoire d'une psychose apparue une fois et disparue une autre fois avec l'aménorrhée. On voit la complexité du problème et l'importance du traitement de ce trouble fonctionnel.

TRAITEMENT. — Combattez l'arrêt brusque sans accidents aigus, par le N° 1 de la gymnastique congestive. Deux ou trois séances seulement. Si le sang ne paraît pas et surtout si les malaises augmentent, abandonnez la gymnastique congestive et essayez le N° 2 de la dérivative ; celle qui favorise les écoulements n'aboutirait qu'à la congestion fruste.

Traitez les accidents locaux subaigus et aigus par les antiphlogistiques ordinaires et le plus vite possible, par le massage. Rapatriez les aménorrhéiques dont les règles ont été supprimées par un changement de climat. Ne vous entêtez pas à les traiter autrement. Aux aménorrhées par défaut d'hygiène, opposez l'hygiène.

Règles déviées.

On appelle ainsi les flux sanguins qui se font, à défaut de règles, au travers des muqueuses plus ou moins éloignées de la zone génitale. Lorsque ces flux extra-génitaux s'ajoutent au flux menstruel on les nomme règles supplémentaires.

L'épistaxis, fréquente avant la formation, et qui peut l'entraver, est la plus commune des déviations.

TRAITEMENT. .— Employez préventivement les Nᵒˢ 1 et 2 de la gymnastique congestive.

Règles retardées; insuffisantes; blanches.

Les retards de règles sont passagers ou habituels, réguliers ou irréguliers, liés à un arrêt de développement, à un vice de conformation, à une affection latente ou en évolution. Ces retards de la ponte et de la maturation du corps jaune sont favorisés par le défaut d'hygiène. Il se compliquent fréquemment de dysménorrhée.

Les règles insuffisantes (oligoménorrhée) ou blanches (leucoménorrhée) relèvent des causes générales et locales précédemment signalées — ébauche de formation pour les fillettes, chlorose, anémie, déchéance momentanée de l'organisme, névroses.

TRAITEMENT. — Ne traitez pas les retards habituels d'un septenaire à moins de dysménorrhée. Les femmes de cette catégorie se louent avec raison de n'avoir que neuf menstruations par an au lieu de treize. Le traitement des retards habituels de plusieurs semaines est en général inutile. Traitez l'oligoménorrhée et la leucoménorrhée par le relèvement de l'état général et par les mouvements congestionnants. Par contre vous opposerez avec avantage, aux leucoménorrhées des fillettes, comme aux leucorrhées qui succèdent aux règles rouges, l'exercice décongestif Nᵒ 2.

3ᵒ DYSMÉNORRHÉE

Son principe est la sclérose, son caractère la douleur, non

pas la douleur ni les malaises fugaces physiologiques du molimen cataménial au XXIᵉ jour, mais une souffrance persistante, gravative, parfois atroce, précédant et accompagnant le flux presque constamment retardé, et cette souffrance est d'autant plus accentuée que ce retard est plus marqué. S'il y a des dysménorrhées sans retard, il y a plus rarement des retards sans dysménorrhée absolue ou relative. Cela est si vrai qu'on guérit certaines dysménorrhéiques à condition d'obtenir le déclic menstruel au moment physiologique et qu'on atténue ou même supprime la douleur si on avance les règles. C'est dire que les difficultés de la ponte et les retards de maturation du corps jaune sont la cause première de la dysménorrhée. L'entrave à la répercussion vaso-dilatatrice sur l'utérus détermine les coliques de cet organe, parce que les dysménorrhéiques sont des scléreuses génitales en évolution, des cellulitiques. Si les rapports conjugaux, ou la grossesse, curatrice de choix, ne rétablissent pas la physiologie, ces prescléreuses aux ovaires d'abord œdémateux, puis microkystiques deviennent incurables.

La marche de l'écoulement sanguin varie chez les dysménorrhéiques. Tantôt il s'installe lentement goutte à goutte et tant que le suintement persiste, la douleur est vive. L'excrétion abondante l'apaise d'ordinaire. Tantôt l'émonctoire fonctionne avec profusion ; des caillots sont expulsés, l'orifice interne devient insuffisant par boursoufflement de la muqueuse (l'étroitesse absolue est rare), l'utérus s'irrite, sa muqueuse peut s'exfolier, la souffrance s'exaspère. Dans le premier cas il y a insuffisance et dans le second excès de la vaso-dilatation.

Traitement. — Traitez les vierges dysménorrhéiques pour les soulager d'abord, ensuite pour prévenir la cellulite et la sclérose — par l'hygiène, les affusions quotidiennes tempérées sur les membres inférieurs, la gymnastique spécifique seule ou associée au massage.

On peut guérir des dysménorrhéiques par simple modification du genre de vie. Nous avons ainsi réglé à jour fixe et sans souffrances une jeune domestique, lingère de son état et assise huit heures de suite, ou peut s'en faut, pour coudre. Nous avons remplacé cette immobilisation dans une attitude invariable, avec mouvement non moins invariable, par le métier de femme de chambre. Plus tard elle a repris sa spécialité, en réservant ses matinées pour les exercices actifs. Elle était guérie de sa dysménorrhée. Nous avons eu d'autres succès analogues.

La kinésithérapie hygiénique est-elle insuffisante? Voici le formulaire de kinésithérapie médicale auquel vingt ans d'expériences nous font donner la préférence.

a) *Règles retardées; suintement; disparition des douleurs quand le sang coule franchement :* Gymnastique seule, congestive N° 1 ou N° 1 et 2, tous les deux jours à partir du XIVe ou XVe jusqu'à l'écoulement. On peut aussi employer l'exercice de Bralant (p. 95).

b) *Règles retardées; profuses; douleurs croissant au moment des caillots :* Gymnastique seule, décongestive N° 2, une fois par jour, à partir du XIVe ou XVe jusqu'au XXVIIIe.

c) *Même cas; mais avec cellulite concomitante :* Gymnastique et massage. Ce formulaire est pratique, mais il va sans dire que la variété des cas le modifie. Ici comme en toute thérapeutique, le sens clinique et l'expérience interviennent.

B. — *Indications après la virginité.*

MÉNORRHAGIE. — AMÉNORRHÉE. — DYSMÉNORRHÉE. STERILITÉ

Les troubles fonctionnels dépendant de l'évolution du follicule et du corps jaune, s'observent après comme pendant la virginité ; mais les affections proprement dites entrent le plus souvent en scène. Alors la gymnastique ne suffit pas, le massage est indiqué. Ses divers modes seront étudiés aux paragraphes concernant les divers cas ; mais nous devons décrire ici le massage hémostatique.

Massage hémostatique.

Écoutant à la Société obstétricale de France une communication sur la kinésithérapie hémostatique, Tarnier, qui s'intéressait au massage, fut très surpris lorsque Stapfer dit : « *Pour l'hémostase, le massage de l'utérus doit être tellement léger qu'on sente à peine l'organe ; c'est un effleurage très rapide et très bref de la face postérieure* ».

Ainsi se pratique le massage hémostatique *direct*, qui a pour conditions indispensables : 1° l'antéversion de l'utérus ; 2° l'intégrité de ses fibres musculaires ; 3° la souplesse des parois.

Ces conditions indispensables sont tellement rares, l'importance est si grande de n'exercer ni tension de la paroi, ni effort quelconque sur les organes, qu'aujourd'hui nous avons recours presque exclusivement au massage *indirect*. Contentez-vous donc, sauf exception rare, de la friction circulaire et de vibrations légères exécutées, main droite en pronation avec la pulpe des doigts, sur le paquet intestinal, de bas en haut, à droite et à gauche du promontoire. Sous leur influence, l'intestin remonte, et l'utérus s'élève, chose nécessaire pour l'arrêt des hémorrhagies. Les utérus qui saignent sont d'ordinaire bas situés. Le massage hémostatique doit être ultra-bref.

Opposez à l'*Aménorrhée* le N° 1 de la gymnastique congestive, hors de gravidité. Deux ou trois massages *isolés* dans la seconde quinzaine réussissent également. Nos cures décongestives, continues, trop prolongées, diminuent et retardent les règles.

Contre la *stérilité* (Mémoire sur les vagues) le massage est justifié par la fréquence des grossesses à la suite ou au cours des traitements. Quand les organes sont indemnes, comment expliquer cette action sinon par le *stimulus* de la fonction ? Dans ce cas après s'être assuré des qualités du sperme, après avoir fait observer que nulle lésion apparente n'oblige au traitement, entreprenez-le, continu ou intermittent.

L'imprégnation peut succéder à deux ou trois massages isolés de femmes stériles depuis plusieurs années. Il est douteux que la suggestion ait grande part au succès, car nous avons vu *dans de semblables conditions* la fécondation se faire, après une ascension de montagne et après une tempête en mer. On a également cité le cas d'une nullipare devenue enceinte après une castration double évidemment incomplète.

C. — *Indications pendant la grossesse.*

CRISES MOLIMINAIRES. — MALAISES. — HÉMORRHAGIES. — RÉTRODÉVIATIONS. — SYNCOPES. — EXPULSION DE L'OEUF MORT. — GROSSESSE ECTOPIQUE ROMPUE.

Crises moliminaires, malaises locaux et généraux.

Les crises moliminaires s'observent pendant la grossesse.

Elles sont simples ou doubles (Mémoire sur les vagues). Elles exaspèrent périodiquement les malaises.

Nos traitements sont intermittents. Cette intermittence est indispensable quand on fait usage de la seule gymnastique décongestive. Son exercice quotidien prolongé pourrait avoir une influence fâcheuse par l'artério-constriction qu'elle détermine.

Le massage de l'utérus n'est guère pratiqué que dans la première moitié de la grossesse. Brandt se servait de l'élévation avec aide. Nous nous en abstenons, sauf prolapsus ; mais dans la seconde moitié de la gestation, l'utérus gros étant saisissable extérieurement, nous avons employé l'élévation sans aide pour remonter l'organe, lui donner une mobilité relative et diminuer les contractions (P^{es} J^{ves} — N° 1).

Nous nous servons quelquefois du roulement musculaire des quatre membres (p. 87) qui détend et délasse. Celui des membres inférieurs doit être suivi d'abduction fémorale.

TRAITEMENT. — Une semaine par mois, s'il y a une crise, deux semaines s'il y en a deux. Gymnastique décongestive N° 2 et massage indirect en refoulant en haut l'intestin, par de petites vibrations. Massage direct si l'utérus est gros, œdémateux. Effleurage très rapide du fond et de la face postérieure seulement. Si l'inclinaison physiologique de l'organe tiré par la contracture ou rétraction du ligament large droit est exagérée, vibrez avec la paume sur la région correspondante. Au besoin, étirement continu et contenu, très doux avec la pulpe des doigts accrochant la corne utérine. Interrompez le traitement à l'issue des molimens, car alors l'utérus se comporte comme le cœur d'un animal pendant les pauses du massage abdominal. Il gonfle, l'irrigation et la nutrition étant plus actives.

Hémorrhagies, menaces d'avortement.

Un seul avortement peut rendre stérile, sans subinvolution ni lésion apparentes. Ce n'est pas la règle ; mais une blessure latente et dommageable de la fonction, l'arrêt brusque de l'évolution d'un phénomène naturel, expliquent la différence qui sépare au point de vue des conséquences, l'avortement de l'accouchement, la grossesse menée à terme de la grossesse interrompue.

Les métrorrhagies des premiers mois sont le résultat d'un trouble d'évolution des corps jaunes gravidiques qui tendent à régresser prématurément, ou de pontes avortées. Bien que ces pertes, même non soignées n'aient pas toujours des conséquences fatales pour le germe, l'avortement n'est pas rare, surtout si de précédentes grossesses ont été interrompues de même façon. La kinésithérapie est un remarquable médicament préventif de l'avortement répété (sans syphilis). (Ind. Bibl. Stapfer b.)

TRAITEMENT. — De l'hygiène conjugale d'abord ; le repos. S'il échoue, le N° 2 de la gymnastique dérivative, et au besoin le massage indirect. En cas d'avortements répétés sans syphilis, conseillez une cure kinésique de trois mois dans l'intervalle de deux gestations dans l'espoir de modifier radicalement la circulation ovarienne.

Rétrodéviations.

L'enclavement pelvien de l'utérus, brusque ou graduel avec ou sans rétention d'urine, s'accompagne d'un œdème considérable, immobilisateur, et très douloureux parfois. La fixation proprement dite est rare.

Traitez par le N° 2 de la gymnastique décongestive, par le

massage indirect et par l'effleurage des parois pelviennes, au moyen de l'index introduit dans le rectum ; (cellulite, p. 140). Ne soulevez pas le fond de l'utérus avec le doigt. Attendez que l'œdème ait disparu et que l'organe libéré se soulève seul, et tende à se réduire.

Syncopes.

Traitez la forme systolique de la façon suivante : la syncopée étant étendue ou même assise, saisissez à pleine main et d'une seule main le paquet viscéral, au-dessus de l'ombilic et malaxez doucement. Si l'utérus s'oppose par son volume à cette malaxation exercez la friction circulaire épigastrique,

Expulsions de l'œuf mort.

Un physiologiste, membre de l'Académie, nous a demandé d'*évacuer par expression* un utérus qui contenait le germe mort et intact d'une grossesse de quatre à cinq mois. La mission fut menée à bien ; mais non de cette façon dangereuse et anti-physiologique. On procéda par excitation réflexe des contractions expulsives qui se chargèrent de l'œuvre obstétricale. On agit en pareil cas sur la face postérieure et le fond par friction circulaire. La gymnastique est inutile. L'œuf étant mort, l'hémorrhagie n'est pas à craindre.

Grossesse ectopique rompue.

Seconde observation de la lettre à Pozzi (P⁰ˢ Jᵛⁿˢ — N° 6).

D. — *Indications pendant l'accouchement.*

DILATATION PÉRINÉALE ET CERVICALE. — EXPULSION PLACENTAIRE. — HÉMORRHAGIES. — SYNCOPES

Les diverses manœuvres de massage interne et externe, employées en pareils cas, depuis l'antique friction des matrones, jusqu'à l'introduction des doigts ou de la main dans les cavités vaginales et utérines sont décrites dans les Livres d'Obstétrique, sauf le massage héroïque que nous opposons aux syncopes systoliques.

E. — *Indications pendant les suites de couches.*

SURMENAGES. — SUBINVOLUTION. — RÉTRODÉVIATION
INFECTIONS. — HÉMORRHAGIES

Surmenage.

Traitez par le roulement musculaire des quatre membres (p. 87) deux fois par jour. Il repose les accouchées, les détend et abaisse la température que le travail prolongé élève. A employer également après la chloroformisation. On facilite ainsi l'élimination des toxines.

Subinvolution.

Appliquez systématiquement la kinésithérapie aux suites de tout avortement, et aux suites d'accouchement des femmes qui, par nécessité sociale, se lèvent le neuvième jour. Nous rappelons que l'avortement est une lésion et non une fonction comme l'accouchement, parce que l'évolution du corps jaune est brusquement interrompue. Quant à l'utérus du neuvième jour des couches, il est en pleine subinvolution, gros avec un col ulcéré, pseudo-métritique pour employer un mot à la mode, en tout cas prédisposé aux congestions chroniques, aux traumas et à l'infection conjugale.

Traitées par les Nos 1 et 2 de la gymnastique décongestive et par le massage indirect puis direct, pendant six semaines, deux mois ou davantage.

Rétrodéviation.

Agissez selon les règles précédemment décrites et qui seront complétées plus loin.

Infection.

On a accusé le massage de disséminer les microbes dans le torrent circulatoire, accusation dogmatique. Le massage est anti-pyrétique et anti-toxique. Nous nous en sommes servi avec succès dans les infections localisées à l'utérus. Nous avons essayé (Ind. Bibl. — Stapfer : *n*) de l'appliquer aux phlébites' en plein état fébrile, soit pendant la période latente, soit au moment de la première poussée fémoro-crurale, dans l'espoir d'éviter les migrations coutumières dans le membre opposé ou au poumon. L'expérience a été unique. La phlébite a évolué comme d'habitude. L'expérience est revisable ; mais *a priori* elle ne nous inspire pas grande confiance. Nous nous rallions aux procédés de Dagron qui masse après la période fébrile et avec une louable prudence. L'important est de ne pas remettre aux calendes grecques comme on le fait souvent, qu'on use de la kinésithérapie ou des excellentes eaux de Bagnoles-de-l'Orne.

Hémorrhagies.

Les lochies de l'accouchée, *en état physiologique,* sont composées de sang pur, le Xe et le XXIe jour des couches. C'est l'indice du retour des vagues. Il peut y avoir hémorrhagie ou tendance à l'hémorrhagie.

Le N° 2 de la gymnastique décongestive, suffit d'ordinaire. Traitez de même les hémorrhagies plus tardives prises à tort pour retour de couches, et celles des nourrices parfois assez violentes pour que le sevrage menace ou s'impose.

F. — *Indications pendant la ménopause*

Artificielle ou naturelle, prématurée ou non, la ménopause fournit au kinésithérapeute un stock considérable de malades.

L'intelligence du praticien intervient pour chaque malade. On étudiera avec avantage les observations cliniques de notre Traité, les exercices variés décrits et figurés dans cet ouvrage, au chapitre des vaso-dilatations et vaso-constrictions erratiques et le chapitre *ménopause* dans le Mémoire sur les vagues.

En vingt ans, nous avons soigné, parmi nos malades en ménopause, six femmes châtrées jeunes. L'observation de la première est relatée dans l'introduction de notre Traité. C'était une cellulitique, impotente jusqu'à l'alitement obligatoire depuis que Péan lui avait enlevé trompe, ovaires et utérus manifestement préscléreux. Un traitement de trois mois rendit à cette malade cinq ans environ de pleine santé. Elle mourut alors de tuberculose rapide. A la seconde de nos femmes châtrées, la méthode ne put être appliquée. Onze opérations successives et plusieurs années d'immobilisation avaient exaspéré le système nerveux au point qu'on ne pouvait à la lettre toucher la peau farcie de grains cellulitiques. La troisième et la quatrième ont été améliorées très à la longue. A la cinquième, impotente aussi, mais à un moindre degré et qui avait un puissant réflexe, le traitement a rendu par une seule cure, depuis deux ans, ce qu'elle demandait en vain à la médecine ou à la chirurgie depuis des années, la vie normale. A la sixième, le traitement, applicable, est resté sans effet, malgré persévérance. Le réflexe dynamogène faisait défaut (P^es J^vos — N° 3).

Le massage doit être indirect exclusivement, et durer trente secondes, une minute à peine pour les châtrées cellulitiques quand le système nerveux est excitable. N'appuyez jamais du bout de l'index sur les points atrocement douloureux qu'on rencontre dans certaines cicatrices chirurgicales. Peu ou point de gymnastique.

B. — Affections génitales.

Au point de vue clinique, nous classons les maladies des femmes de la façon suivante :

1° CELLULITE ;

2° MÉTRO-SALPINGITE ;

3° TUMEURS ;

4° DISLOCATIONS.

I

CELLULITE

La cellulite, syndrome commun, prime la nosologie génitale.

L'hétéro-infection est l'origine des affections de la femme dans les deux tiers des cas, *peut-être ;* mais faire du gonocoque et du streptocoque le principe de toute chronicité est enfantin (Stapfer 1893-1897, et non pas Richelot, Barozzi, Hepp, etc.). La doctrine contemporaine de l'action vaso-dilatatrice et des sécrétions toxiques du corps jaune fournit l'étiologie probable du troisième tiers que nous avons mise *les premiers* dans notre Traité au compte du neuro-arthritisme [1].

[1] Les nombreux et sans doute remarquables travaux de Richelot et de ses élèves sur le neuro-arthritisme sont tous postérieurs aux nôtres et à la présclérose de Geoffroy Saint-Hilaire (1898). Nous ne sommes cités ni l'un ni l'autre, mais nous sommes scientifiquement *confirmés*, c'est l'essentiel ; mais nous avons légitimement protesté (p. 69) contre une légende qui s'accréditait.

Quoi qu'il en soit, qu'il y ait hétéro ou auto-infection, ou diathèse, la chronicité a pour principes les troubles circulatoires. Deux systèmes dominent dans le bassin, le vasculaire et le conjonctif. Leur lésion détermine la misère gynécologique.

Que celle-ci soit ou non causée par les microbes, dont le dogme nous a tous hypnotisés, comme le succès opératoire — et aussi la poule aux œufs d'or — ont grisé les chirurgiens, elle a toujours pour facteur la congestion, dont la perpétuité est assurée par les molimens pathologiques, grâce auxquels évolue la cellulite.

Nous rappelons que la cellulite s'offre sous les trois formes, aiguë, subaiguë, chronique, la première exceptionnelle, les deux autres communes.

Conformément à notre description, quoique toutes les variétés de cellulite abdomino-pelvienne se commandent et se traitent presque toujours ensemble, nous adopterons, par avantage didactique, et pour un formulaire pratique de traitement la division suivante déjà indiquée p. 59 :

a) UTÉRINE ;

b) ANNEXIELLE ;

c) PÉRI-UTÉRO-ANNEXIELLE ;

d) PÉRI-URÉTHRO-VÉSICALE ;

e) LIGAMENTAIRE ;

f) PÉRINÉALE ;

g) PARIÉTALE ABDOMINALE.

a) Utérine.

Utérus gros, œdème mou ou dur. diffus ou localisé au corps ou au col.

Le plus facile à constater, le plus simple à guérir de tous

les œdèmes utérins, le plus fugace, est celui qui accompagne fréquemment les rétrodéviations, et qui au début est mécanique. Le corps utérin couché sur le sacrum est élargi et allongé. Redressé, l'organe diminue des deux tiers, le corps surtout, et après un court massage, reprend ses dimensions et sa consistance normales.

Il n'en est pas ainsi de la cellulite entée sur des utérus fibromateux, surtout de la vieille cellulite chronique, à consistance lardacée. Le traitement modifie difficilement ces utérus ; mais il convient de l'essayer, car on ne peut jamais apprécier le degré de modification possible.

TRAITEMENT. — Massage direct, sauf concordance d'hémorrhagie. Gymnastique décongestive.

b) **Annexielle**.

C'est l'œdème oophorien ou oophoro-tubaire car la trompe s'œdématie en même temps. Chaque mois à l'heure de la ponte et de la maturation du corps jaune, l'ovaire qui travaille — alterne d'ordinaire — grossit. Il n'est pas nécessairement cellulitique ; mais la cellulite double ou triple son volume. Kystique il devient rénitent. On le trouve fréquemment prolabé, en contact avec l'isthme, ou collé à la corne utérine sans intermédiaire de ligament. Le siège de la douleur fait confondre l'ovaire cellulitique droit avec l'appendicite. Les trompes analogues à de gros macaronis cuits, prolabées en paquet sur les flancs du vagin et dans le cul-de-sac postérieur semblent allongées. C'est ce que Stapfer a appelé dans sa première monographie (Ind. Bibl. : c) : subinvolution tubaire, parce qu'il avait d'abord observé le fait après les couches. Pozzi a critiqué avec raison l'expression, que Stapfer a rayée de son vocabulaire.

TRAITEMENT. — Massage indirect, puis direct si l'on peut. Gymnastique décongestive. Le massage direct par friction circulaire sur les annexes saisies entre le doigt qui touche et la main qui palpe n'est possible que si les organes sont à fleur de peau, dans le plan horizontal, les parois abdominales minces ; le bassin peu profond. Quand les organes sont prolabés, on arrive à les traiter directement par effleurage uni-digital, indexiel à travers les parois vaginales ou rectales. Le doigt parcourt les sinuosités turgides des paquets tubaires et les trompes se contractant sous l'effleurage, donnent la sensation d'un macaroni cru, dur. Elles forment quelquefois des bosselures en chapelet.

c) Péri-utéro-annexielle.

Tuméfactions de tous volumes, emplissant parfois le pelvis, englobant utérus, trompes, ovaires ; aisément prises pour néoplasmes. Consistance variable. Œdème périphérique moins dur. Au centre, noyau coriace qui n'est perçu qu'après résolution de la pulpe.

Dans la cellulite péri-utéro-annexielle, de la périphérie au centre sont réunis tous les degrés de la lésion : œdèmes mous, œdèmes durs, phlébectasie, artères contractées, vaisseaux oblitérés, épaisissements conjonctifs, présclérose, sclérose. C'est l'origine des deux tiers des castrations, et de nombreuses résections d'appendices congestionnés.

Etat chronique avec poussées subaiguës.

Utérus, trompes, ovaires, intestins sont plus ou moins confondus par l'infiltration ambiante qui les soude et les masque à la façon d'un ciment. Pendant les molimens, surtout pendant le premier, les organes, même relativement mobiles après le passage des vagues, s'immobilisent, et la malade éprouve les malaises généraux et locaux, qualifiés par elle « *période noire* ». Nous les avons décrits. Par exception, la température devient subfébrile ; mais les signes évidents de l'inflammation de la séreuse manquent. La poussée n'est pas aiguë. Nous rappelons qu'une péritonite *latente* coexiste parfois, et que des adhérences peuvent se former si les accidents subaigus se répètent, car nous en avons constaté d'indestructibles sans couteau, dans un ventre qui a été ouvert et sans que la malade eut aucun passé pelvi-péritonique *avéré*.

Au contraire, sous l'influence du traitement mobilisateur, la température s'abaisse, les symptômes s'amendent, puis peu à peu, quelquefois brusquement, et alors toujours à l'issue des molimens, les organes soudés et masqués par l'œdème se dissocient. Des sillons se creusent dans la masse. Utérus trompes, ovaires, intestins se dissocient (P^es^ J^ves^ — N° 6.)

Ce sont les couches superficielles de la cellulite qui fondent. Les trompes le plus souvent atteintes de salpingite, et déjà améliorées par le traitement en bloc de la tuméfaction, se révèlent semblables à de grosses sangsues mollasses, ou tendues et un peu rénitentes. Graduellement elles reprennent leur volume et leur consistance physiologique, à moins de dilatation kystique ou de sclérose. Si elles sont englobées dans la masse cellulitique, celle-ci à leur niveau prend l'aspect de circonvolutions cérébrales. Ces circonvolutions se séparent, le plus souvent tout d'un coup, à l'issue d'un molimen, et font place à une sorte de macaroni tortueux que l'effleurage fait contracter. C'est la trompe.

Dans cette désagglutination lente des organes, l'ovaire est en général le dernier, surtout s'il est englobé dans le noyau de vieille cellulite chronique sur lequel s'étalent les couches stratifiées des poussées subaiguës. Ce vieux noyau disparu,

— et il faut ordinairement trois mois pour cette disparition, s'il a fallu trois semaines pour la résorption des couches superficielles, — reste une induration en nappe des ligaments, qui, réserve faite des irréductibles *scléroses,* peut se résorber soit spontanément dans les mois qui suivent le traitement, soit par l'intervention d'une cure kinésique ultérieure.

Le massage démasque les tumeurs proprement dites, fibrome, papillome, kystes de diverses sortes; il les dégage, permet d'en reconnaître la vraie nature et de les soigner comme il convient. Si l'intervention chirurgicale est indiquée, votre peine, loin d'être perdue, non seulement aura été utile, mais sera quelquefois le salut de la malade, car on l'opérera sur un bon diagnostic et l'opération sera facilitée par la libération des organes, et la résistance de l'organisme qui se relève sous les doigts du kinésithérapeute par l'excitation de notre puissant réflexe.

TRAITEMENT. — Gymnastique décongestive et massage indirect, puis massage direct; mais beaucoup de cures s'achèvent, comme elles ont commencé, par l'indirect. Il serait détestable, voire dangereux, de faire immédiatement usage du direct, et surtout d'employer la force. Aucun accident grave à redouter en suivant la méthode. Par grande exception survient une poussée aiguë.

Poussées aiguës. Pelvi-péritonite.

Elles se manifestent au début du traitement, plus rarement pendant son cours, en règle au moment de la première vague intermenstruelle, quelquefois par la faute du médecin ou l'imprudence de la malade. On se demande comment notre expérience si limitée pour ce qui concerne les accidents

aigus nous permet de leur assigner pour date d'élection
le début des traitements. C'est que nous savons combien la
congestion des organes est facile à ce moment, si on s'écarte
de la méthode, surtout au début des cures et encore mieux
si le massage direct est pratiqué d'emblée (voyez p. 109).

Traitement. — Au début des accidents pelvi-péritonitiques
avérés — sensibilité extrême de la paroi, fièvre, parésie intes-
tinale, nausées, vomissements porracés, et ces derniers dis-
tinguent seuls la cellulite aiguë de la subaiguë — n'entreprenez pas ou suspendez la cure. Que la malade reste au lit
et faites des applications locales antiphlogistiques. L'acuité
calmée entreprenez ou reprenez la cure, et dans les premières
séances contentez-vous, l'index gauche étant introduit dans le
vagin et en contact léger avec la face antérieure ou latérale
du col, de quelques vibrations exécutées avec la paume ou
avec la pulpe des doigts, refoulant doucement l'intestin en
haut.

Très vite, la malade sera sur pieds et vous lui aurez
épargné deux bons mois de lit.

La cellulite péri-utéro-annexielle avec ses poussées subaiguës et même aiguës représente la plus belle indication
de la kinésithérapie.

En guérissant les annexites droites, on guérit sans aucun
doute des appendicites, et il est possible — mais comment
le prouver? — que le massage fasse résorber de petites collections purulentes éparses dans un vieil exsudat dur. En
tous cas on dégage, de ces tuméfactions, des trompes que les
chirurgiens croyaient remplies de pus et qui se révèlent
œdématiées mais saines. (P^es J^ves N°s 6 et 9. Voyez aussi :
Mémoire sur les vagues).

d) **Péri-uréthro-vésicale.**

Notre description a été complète (p. 61, 62, 68).

TRAITEMENT. — Gymnastique congestive N° 1 ou décongestive N° 2, s'il y a tendance aux hémorrhagies ; mais souvent la décongestion augmente la constriction artérielle et la phlébectasie douloureuse persiste. Massage décongestionnant commun aux affections dont la cellulite est le syndrome. Terminez par une manœuvre spéciale, très efficace (fig. 10). Plaçant la main gauche dans l'attitude représentée, index vaginal recourbé, appliquez sans violence, à l'aide de la pulpe, les tissus post-pubiens contre la symphyse ; puis saisissant le poignet et cette main gauche dans l'anneau digital de la main droite en supination, imprimez à celle-ci une vibration légère qui se transmet à l'index qui touche et aux tissus sous-jacents. Répétez la manœuvre à droite et à gauche. Durée : deux ou trois secondes.

e) **Ligamentaire**.

L'œdème, la douleur, les contractures, rigidités, rétractions, s'observent dans toute l'étendue des ligaments latéraux et postérieurs et modifient plus ou moins la situation et la mobilité de l'appareil utéro-annexiel. Quand le col utérin est immobilisé, entouré d'une gangue d'infiltration, avec noyaux durs et occupe le segment antérieur pelvien (Ziegenspeck) c'est le type de la paramétrite postérieure de Virchow.

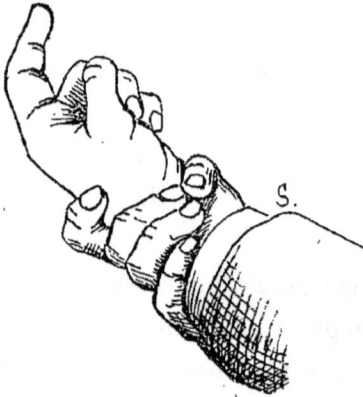

Fig. 10.

L'exploration si négligée des ligaments et de leur élasticité est indispensable pour diagnostiquer leur état cellulitique et ne pas tomber dans l'erreur commune des fixations par adhérences inflammatoires ; mais constatez seulement, n'approfondissez pas, ne provoquez pas la douleur en tiraillant, en déprimant ces tissus de caoutchouc durci, en secouant l'utérus pour apprécier ce qui leur reste d'élasticité. Ayez la main légère, surtout au début des traitements. Si l'introduction du doigt dans l'anus et le toucher du plancher périnéal éveille une souffrance qui ne disparaît pas après le retrait du doigt, remettez à plus tard l'exploration rectale, si importante, car seule elle permet d'apprécier l'état des faucilles de Douglas transformées en épais crayons, de constater les flexions à angle aigu du col bridé, de distinguer les néoformations fibreuses d'origine inflammatoire, des rétractions.

Pensez aux premières, même s'il n'y a pas de poussée pelvipéritonitique *avérée*. Souvenez-vous des poussées *latentes,* subfébriles : Vous ne pouvez pas, vous ne devez pas, au début, trancher la question d'adhérences ou d'œdème mobilisateur, mais la patience, la méthode, la douceur, le massage préparatoire indirect, vous conduiront graduellement aux recherches approfondies d'où sortira l'éclaircissement topographique. En tous cas, la cellulite existe avec ou sans néoformations fibreuses. Elle masque les lésions, crée la douleur ; faites-la disparaître.

TRAITEMENT. — Gymnastique décongestive (Nos 1 et 2). Massage indirect, jusqu'à ce que vous ayez obtenu l'amélioration générale ou atténué la sensibilité du pelvis. Le massage direct se pratique soit avec le doigt qui touche, soit avec la main qui palpe. Si le col est immobilisé par l'œdème, placez l'index dans le vagin sur la face antérieure cervicale ; puis les conditions nécessaires existant, souplesse des parois abdominales, antéversion, diminution des douleurs et accoutumance par des séances souvent nombreuses de massage indirect, faites descendre la mains droite souple, ferme pourtant, jusqu'au contact des infiltrats circum-cervicaux et massez directement par frictions circulaires vibrantes.

Ensuite, opérez par le rectum. Dissipez d'abord la cellulite périnéale atrocement douloureuse, presque toujours concomitante, et pour cela de nombreuses séances encore sont souvent nécessaires. Alors poussez loin votre doigt, dépassez le sphincter d'O'Beirn, patiemment cherché, doucement déplissé, largement ouvert. Vous rencontrerez le cul-de-sac de Douglas et ses cordes ; plus loin, si l'utérus est rétroversé, le fond de cet organe. Sentez les ligaments, tendus, durs du côté fixé, trop souples, sans élasticité, lâches, du côté opposé. Effleurez du bout de l'index comme si vous badigeonniez avec un pinceau, ou massez avec la main droite par vibration et friction circulaire, les cordes rétractées que les Allemands appellent brides cicatricielles. Massez aussi le ligament en apparence sain, mais paralysé. Ayez présent à l'esprit, l'aphorisme d'Hippocrate (Histoire de la méthode Brandt-Stapfer : p. 5). N'étirez pas ou étirez sans violence les brides. N'essayez jamais de les rompre.

Pour apprécier le retour de l'élasticité, exécutez avec la paume droite une vibration au-dessus du pli des aines sur les fosses iliaques et retirez brusquement la main. Sentez le ressaut utérin, signe de l'élasticité rendue, mais remettez à plus tard l'expérience si elle est pénible.

d) Périnéale.

Normalement, ni l'exploration rectale, ni l'exploration vaginale n'éveillent de sensibilité. Cette sensibilité est parfois atroce, toujours vive en cas de cellulite périnéale. Nous en avons décrit les signes.

TRAITEMENT. — Gymnastique décongestive et massage indirect pour commencer et plus ou moins longtemps, car d'ordinaire il n'y a pas de cellulite périnéale sans lésion utéro-annexielle chronique. Plus tard, massage spécial, ou effleurage pelvien unidigital.

Vous devez traiter le releveur, les fosses ischio-rectales ou plus exactement anales (Farabeuf), le tissu adipeux qui le comble, les ligaments sacro-sciatiques, le sacrum sur une hauteur variable, le coccyx, le repli fibreux coccy-anal, les sphincters, le releveur.

Tenant la main gauche dans la position de Brandt, introduisez l'index dans l'anus, doucement, graduellement. L'ampoule que l'index étend délicatement jusqu'au contact des parois est d'ordinaire rétractée et plissée, exceptionnellement dilatée par un phénomène analogue à celui que les vétérinaires ovariotomisant une vache ont décrit. La dilatation est telle qu'ils peuvent poser leur couteau dans le vagin comme sur une table.

Point n'est obligatoire, dans les premiers temps, de dépasser le sphincter d'O'Beirn. Vous le ferez plus tard et poursuivrez la cellulite jusqu'en ses derniers retranchements : les ligaments de Douglas.

Effleurez d'abord la moitié gauche de la cuvette périnéopelvienne, de bas en haut, trois à cinq fois, doucement, en vibrant si vous pouvez « *sans plus de force qu'il n'en faut pour écrire sur la buée d'une vitre* » (Brandt). Exécutez la même manœuvre sur la moitié droite de la cuvette. Pour cela, la phalange indexielle fait demi-tour dans la virole du sphincter — rotation douloureuse jusqu'à guérison — le médius, l'annulaire, l'auriculaire, se fléchissent dans la paume, le poignet tourne, se met sans peine en pronation même forcée, tandis que la face, puis le bord interne des trois phalanges effleurent.

Ce massage éveille la souffrance. Dans les premiers temps, elle ne cessera qu'après le retrait du doigt. Elle doit en tous cas cesser alors ou peu après. Autrement, remettez le massage direct par effleurage à plus tard et contentez-vous plus ou moins longtemps des effets indirects du massage abdominal.

Nous avons rattaché à la cellulite périnéale le vaginisme parce que le releveur se contracture comme les sphincters. Il y a un vaginisme cellulitique curable, d'origine locale, et un vaginisme névropathique incurable. L'accouchement même ne le fait pas disparaître. Nous essayons toujours le traitement, car il n'y a peut-être pas de service médical comparable à celui de la guérison du vaginisme. Il ruine l'union la plus intime, l'accord moral et intellectuel le plus parfait. Nous procédons avec une douceur exceptionnelle, dans les premières séances surtout. Il importe que la malade soit convaincue de votre respect absolu de la souffrance. Elle est moindre à l'issue des vagues intermenstruelles. Pratiquez le *målning* de Brandt, c'est-à-dire l'effleurage des parois vaginales ; dilatez graduellement ce conduit et ne négligez pas le massage du ventre.

g) Pariétale-abdominale.

Que la cellulite soit limitée aux muscles (myo-cellulite) ou qu'il s'agisse de panniculite, le procédé que nous avons indiqué à propos de la recherche des œdèmes douloureux localisés à la paroi abdominale (p. 63) convient à leur traitement.

TRAITEMENT. — On peut en pratiquant le massage gynéco-

logique guérir des panniculitiques et il y a des névralgies
Wetterwaldiennes éloignées de la zone génitale qu'on ne
guérit pas sans masser le ventre. Cela se conçoit puisque
cellulite pelvienne et cellulite sous-cutanée sont sœurs et
que les dites névralgies subissent l'influence des poussées
moliminaires. Nos errements périodiques de toxines les
influencent et le massage du ventre est le traitement de
choix des intoxications périodiques. Cependant on ne doit
pas négliger le traitement local des névralgies cellulitiques
(voyez Wetterwald). Pour la cellulite sous-cutanée abdominale ou panniculite, le procédé spécifique consiste dans la
saisie à deux mains d'un pli épais de la peau, y compris le
pannicule par conséquent. On étire ce pli, on le malaxe entre
les doigts : tel est le schéma. On peut aussi malaxer d'une
seule main, travaillant de la paume et des doigts, la myo-
cellulite cantonnée dans les droits abdominaux surtout si la
femme est multipare.

Le massage de la panniculite est douloureux. Il l'est plus
ou moins et cela dépend non seulement du malade mais du
masseur. Epargnez la douleur le plus possible. Ne cherchez
jamais à écraser les noyaux. Ne les pincez pas en les isolant.
Faites de gros plis, malaxez doucement, en étirant un peu,
pas trop.

Le massage est le traitement héroïque de la cellulite sous-
cutanée; mais le système nerveux de certaines panniculitiques a été tellement ébranlé par la souffrance accrue avec
les années et les traitements erronés, qu'elles deviennent
une sorte de *noli me tangere*. La moindre excitation les exaspère et est suivie de l'insomnie, irréductible ennemie du
masseur.

N'abandonnez pas trop vite ces malades. Vous êtes leur
seule espérance. Diminuez la durée des cures. Séances espa-

cées. Trois par semaines. Ne malaxez pas la peau. Pratiquez le massage du ventre. Si le réflexe existe, vous arriverez très lentement à un résultat.

Nous pensons que le traitement des panniculitiques gravidiques expose à la congestion profonde. Pour cette raison, nous évitons de le pratiquer ; mais Josephson le croit inoffensif.

II

MÉTRO-SALPINGITE

Le verbalisme joue en médecine un grand rôle. Il en impose au malade et au médecin. Métrite, et depuis une vingtaine d'années, salpingite ou annexite sont des passe-partout dont on abuse. Combien de médecins diagnostiquent : métrite, sur les seuls symptômes de congestion, douleur, catarrhe, hémorrhagie : salpingite parce qu'un cul-de-sac est empâté : prolapsus parce que la malade accuse une sensation de poids, névralgie cutanée *sine materia* et névrose pelvienne parce que les souffrances sont vives, et en apparence subjectives.

Depuis la *virginale* jusqu'à la *crépusculaire,* on a décrit au moins vingt sortes de métrite. L'un de nous a soigné dernièrement une nonne atteinte de métrite. *Cléricale* alors ?... La dernière création (Doléris) est celle des métrites *vraies* et *fausses.* On a aussi imaginé l'acception : *fausses* utérines (Dalché). Pajot avait raison : « *il n'y a pas de fausses maladies, il y a de faux diagnostics.* »

Examinez une femme le neuvième jour des couches, en pleine involution utérine, par conséquent ; vous trouverez un col volumineux, saignant ou laissant échapper des mucosités et du pus, une muqueuse ectropiée, érodée, ulcérée, un corps volumineux, en un mot un organe offrant tous les signes de la métrite. Lui donnerez-vous la dénomination bizarre de *métrite physiologique des couches ?*

Nous avons eu l'occasion d'observer des utérus normaux doublés et même triplés de volume du jour au lendemain, offrant l'apparence d'une inflammation presque aiguë. N'importe quel médecin examinant ces femmes pour la première fois aurait diagnostiqué une métrite d'allure grave, dont à sa grande stupéfaction tous les signes se seraient évanouis le lendemain par enchantement. Notre connaissance des vagues intermenstruelles, la concordance du quatrième septenaire avec ces phénomènes *volcaniques,* nous ont évité la méprise sur la véritable nature de cette prétendue métrite, congestion d'intensité exceptionnelle, qui pourrait enrichir la nomenclature des *fausses* inflammations utérines sous le nom de *métrite du Rut* (Mémoire sur les vagues).

Les chirurgiens, qui se croient gynécologues, parce qu'ils savent lier et couper une trompe, ont substitué la doctrine de l'appareil génital, foyer d'inflammation, à la saine doctrine (Aran), de l'appareil génital foyer de congestion. De là toutes les fausses métrites. Ce ne sont que des congestions parfois physiologiques mais dont l'assaut répété et aggravé quand les troubles d'évolution du follicule et du corps jaune se mettent de la partie, aboutit à la pathologie, c'est-à-dire à notre cellulite préscléreuse.

Alors est-ce que la métrite, état inflammatoire, est un mythe ?

Il existe une métrite, affection aiguë autant que l'acuité peut exister dans un organe qui lui est naturellement réfractaire, plutôt subaigue par conséquent, et cette subacuité fait promptement place à la chronicité. Elle occupe le corps et le col.

Tantôt elle se cantonne d'emblée à ce dernier et irradie

lentement. La muqueuse, d'abord atteinte, est rouge, souvent ulcérée au museau de tanche, d'où s'échappent des mucosités sanguinolentes, tenaces, visqueuses, gluantes, albumineuses, produit des glandes cervicales. Tantôt, et par exception, l'endo-cervicite se propage rapidement, par la continuité des muqueuses du canal génital ou par les lymphatiques, jusqu'à devenir une endo-salpingite ou une adéno-lymphite qui, par exception encore, détermine non moins rapidement un phlegmon suppuré.

Tels sont les deux processus pathologiques par lesquels commencent un bon tiers des maladies des femmes et qui les surprennent en pleine santé génitale. La maladie vient en effet du dehors, par contagion. Elle est virulente. Le degré de virulence, la réceptivité du terrain et aussi les interventions du médecin, expliquent les variantes de la marche. Elle succède aux premiers rapports conjugaux, ou à leur reprise lors des relevailles. Le coupable est le gonocoque qu'on prend souvent sur le fait, pullulant dans le conduit vaginal, mais au début seulement, car à ce microbe succèdent très vite une flore et une faunes complexes.

Voilà pour nous, la métrite et la métro-salpingite. Elles peuvent aussi succéder à des couches pathologiques et alors le microbe change de nom, c'est le streptocoque; mais le point de départ est toujours le même : l'hétéro-infection.

C'est la métrite vraie de Doléris, qui, le premier en France, a timidement admis (1891) et plus tard énergiquement affirmé, la fréquence de l'origine microbienne et surtout gonococcique. Il est certain — nous le répétons — que sur trois malades auxquelles on demande à quel moment elles ont commencé à souffrir du ventre, deux répondent : « *de suite après le mariage* ».

Quant aux fausses métrites, conséquence éloignée de l'évo-

'lution chronique de la maladie, malgré la disparition des microbes, elles constituent les diverses variétés de notre cellulite, effet tardif aussi bien de l'hétéro-infection par les troubles circulatoires et fonctionnels secondaires, que de ces mêmes troubles primitifs, nés de la subinvolution, ou des accidents menstruels. Alors les lésions sont souvent reléguées dans la profondeur. Quelquefois l'utérus ne porte plus trace de l'ancienne métrite et les annexes semblent indemnes. On diagnostique quand même métrite ou fausse métrite avec Doléris ou, lorsque se manifestent chez ces malades les intoxications ou vaso-dilatations extra-génitales que nous avons qualifiées d'erratiques, on les appelle avec Robin et Dalché fausses utérines, et alors il y a vraiment erreur de diagnostic et erreur préjudiciable. Ricca-Barberis (*Studi Ematologici*) est richement documenté sur les troubles fonctionnels d'origine ovarienne, que nous avons dénommés vaso-dilatations, errratiques (1897 *in* Traité) alternes, infectieuses. (Mémoire sur les vagues).

TRAITEMENT. — Gymnastique décongestive (N⁰ˢ 1 et 2). Massage indirect; plus tard s'il y a lieu, massage direct.

Plus le traitement est précoce, meilleurs sont les résultats, axiome général en massage et qu'on méconnaît toujours. Traitez donc, si vous le pouvez, au début, quand le gonocoque pullule dans le vagin ou après l'accouchement et l'avortement, à la première alerte. Nous nous sommes dispensé d'injections dans des cas de gonococcie avérée pour éprouver la puissance éliminatrice des toxines, du massage. Cette puissance est réelle.

Les érosions et ulcérations curables disparaissent par l'activité des échanges nutritifs. La guérison est tantôt rapide, même pour des ectropions et ulcérations justiciables de l'opération du Schrœder, tantôt lente, très lente, impossible même pour des érosions en apparence insignifiantes, peut-être entretenues par la balistique conjugale. La guérison obtenue est radicale. Ce n'est pas une épidermisation.

Traitez les endo-salpingites récentes, par le massage indirect, longtemps ; les vieilles cervicites, directement le plus tôt possible. L'utérus étant couché sur le bord radial de l'index gauche, saisissez entre la pulpe de la phalangette et la main qui masse, le col, et exercez des frictions circulaires sur l'isthme, puis sur la face postérieure du corps utérin.

Les écoulement muqueux ou muco-purulents, même d'ancienne date s'amendent et disparaissent dans un certain nombre de cas ; mais il n'y faut pas compter absolument, surtout si les rapports sexuels continuent ou reprennent à la première amélioration. Rien n'est plus rebelle que les sécrétions des glandes cervicales altérées depuis longtemps.

III
TUMEURS

    a) SOLIDES, RÉSOLUBLES.
    b) SOLIDES, NON RÉSOLUBLES.
    c) LIQUIDES, ÉVACUABLES.
    d) LIQUIDES, RÉSORBABLES.

a) **Tumeurs solides, résolubles**. — Ce sont les tuméfactions œdémateuses, cellulite, éxsudat, phlegmon, précédemment décrites.

b) **Tumeurs solides non résolubles**. — Fibromes, polypes ; kystes dermoïdes, certaines papillomes et autres tumeurs bénignes.

TRAITEMENT. — Gymnastique décongestive (Nos 1 et 2). Massage indirect pour les tumeurs hémorrhagiques, indirect et direct pour les autres.

Vous devez : 1° libérer la tumeur ; 2° arrêter et prévenir les hémorrhagies ; 3° relever l'état général. On se propose soit de permettre à la malade de faire bon ménage avec sa tumeur, soit de la conduire à une opération facilitée et moins dangereuse.

Bralant (Ind. bibl. e. g. h.) a publié un important travail sur les résultats obtenus dans le traitement des fibromes. Ces résultats sont palliatifs ; mais excellents.

Si vous soignez une fibromateuse cachectisée sans apparence d'affection maligne, par l'abondance et l'ancienneté des pertes, ne manquez pas de faire observer que cette catégorie de malades est exposée à la mort subite, quel que soit le genre de traitement choisi par elle.

c) **Tumeurs liquides évacuables.** — Kystes et varicocèle salpingiens.

Les kystes sont séreux, hématiques, purulents.

TRAITEMENT. — Gymnastique décongestive (N^{cs} 1 et 2). Massage indirect.

Les kystes purement séreux représentent une des grandes curiosités de la gynécologie. Nous avons publié (Ind. bibl. p.), l'observation la plus complète peut-être qui existe dans la science.

Le massage les évacue par action réflexe, et non par expression, au moment de l'ascension des vagues, surtout de la première, entre les séances ou à leur issue.

Les kystes hématiques sont caractérisés par une tuméfaction molle située sur le trajet de l'oviducte et de fréquentes hémorrhagies. Abandonnés à eux-mêmes, et maltraités (balistique, grossesses, avortements), ils suppurent.

Le varicocèle péri-salpingien s'offre sous la forme d'un boudin bosselé, noueux, qui s'affaisse sans évacuation extérieure, pendant les séances.

Les résultats palliatifs du traitement des kystes sont indiscutables. Les résultats curatifs sont rares.

d) **Tumeurs liquides résorbables.** — Certains kystes de l'ovaire (P^os J^ves — N° 5). Pour la conduite du traitement des hématocèles lisez la seconde observation de la lettre à Pozzi (P^os J^ves — N° 6).

IV

DISLOCATIONS

a) UTÉRUS. — *b)* OVAIRES. — *c)* TROMPES. — *d)* REINS

a) UTÉRUS

1° **Antédéviation.** — Ni l'antéversion, ni l'antéflexion ne sont à elles seules, responsables des méfaits dont on les accuse. L'antéposition est physiologique. Les vieilles controverses à cet égard sont aujourd'hui inacceptables.

En effet, l'antéposition est excessive, normalement, pendant la grossesse et la virginité. Elle est si prononcée chez la femme enceinte qu'on ne peut cerner avec l'index le col de l'utérus gravide, dans l'attitude sur pieds. Brandt, faisait de cette impossibilité un signe de grossesse. (Communication orale). De même chez les vierges, l'inclinaison en avant est telle, que jointe au volume du col, à la petitesse relative du corps, à la difficulté de sentir l'orifice cervical à travers la paroi recto-vaginale, on hésite entre la rétro et l'antéposition, si le rectum seul est explorable.

Puisque l'antéposition excessive de la grossesse et de la virginité, non seulement n'entraîne aucune infirmité, mais représente l'état physiologique, on peut affirmer avec nous qu'elle ne crée pas, seule, la morbidité.

Alors de quoi souffrent ces malades? Quelques-unes de cellulite péri-uréthro-vésicale ; les autres de ptose viscérale généralisée.

Traitement. — Celui de la cellulite péri-uréthro-vésicale a été décrit. A la ptose généralisée, opposons la gymnastique décongestive et le massage, surtout les vibrations qui refoulent en haut les viscères, au besoin l'élévation. Plus tard, fortifiez la sangle abdomino-pelvienne par les exercices décrits, comme l'élévation, dans notre Traité.

2° **Rétrodéviation**. — De l'anté à la rétroposition, il y a quantité de situations intermédiaires dans lesquelles l'axe du corps et du col varient. (Traité, p. 106 et 107, fig.).

En clinique, il convient de distinguer les déviations *mobiles* et les déviations *fixées*. Nous avons subdivisé les dernières en fixations réelles et pseudo-fixations. Mais pour ne pas faire nous-même choix de dénominations que nous avons critiquées, disons que l'utérus est fixé, soit par soudure consécutive à l'inflammation de la séreuse, soit par l'œdème des tissus, la rétraction et la contraction des ligaments, la cellulite en un mot. Les adhérences aux viscères sont pour ainsi dire impossible à diagnostiquer quand le viscère d'attache est mobile, car l'utérus reste alors mobile et semble indépendant. La fixation par rétraction et contracture des ligaments se passe de glose explicative. Celle par œdème immobilisateur également.

Le signe pathognomonique de la fixation par œdème, est la libération sous les doigts du masseur, de l'utérus qui se dégage de sa gangue. Celui des contractures est de céder à la vibration ou à l'étirement (dont nous ne faisons guère usage). Les rétractions cèdent de même manière à moins de sclérose. Alors elles sont aussi irréductibles que les soudures.

Il y a entre les deux genres de fixation, le même rapport de fréquence qu'entre les deux causes : inflammation et congestion. « *Vous avez raison*, nous écrivait le chirurgien Routier en 1897, *de dire que les adhérences sont relativement rares* ». « *Stapfer imagine, quand il dit que les adhérences sont rares* » disait Monprofit. Nous pensons que Routier n'a pas tort.

On *ne peut pas* rompre et on *ne doit pas* chercher à rompre les vieilles adhérences. Quant aux récentes, on les dissout. De là l'utilité des traitements précoces. Ne laissez pas la cellulite s'installer, avec ses poussées moliminaires que l'inflammation *latente* du péritoine peut accompagner. A l'inverse du traitement classique, qui, sans souci des ankyloses à venir, principe d'infirmité, cherche la guérison dans l'immobilité et la formation des adhérences, empêchez cette formation, prévenez les ankyloses, dissolvez les jeunes adhérences par le traitement.

Déviations mobiles et muettes.

TRAITEMENT. — La rétrodéviation n'est en elle-même ni un principe de douleur, — la cellulite seule est douloureuse —, ni un principe de stérilité, puisque les femmes multipares auxquelles la rétrodéviation a fait prédire l'infécondité sont légion. Conseillez : 1° le décubitus abdominal pendant la nuit. On devrait toujours l'enseigner aux fillettes ; il prévient les congestions et engorgements ; 2° la prière mahométane de Hegar et Tarnier ou position genu-pectorale, chaque jour, sans la prolonger jusqu'à la fatigue lombaire ; 3° le décubitus dorsal dans la position de Trendelenburg, employé de même façon par Féré (de Pau).

Déviations douloureuses et fixées.

Massage indirect, jusqu'à disparition de la cellulite. *Ne faites aucune tentative de réduction.* Gymnastique décongestionnante (N° 2), quelque fois congestionnante (N° 1) mais alors intermittente. L'intermittence est aussi commandée pour la décongestionnante lorsqu'elle retarde l'ascension des vagues et, par un excès d'artério-constriction, empêche l'éréthisme et l'érection utérines (Mémoire sur les vagues).

La cellulite disparue, l'utérus se libère, s'il n'y a pas soudure. Alors peut s'opérer la réduction, nullement indispensable d'ailleurs, puisque la déviation est devenue muette. La réduction est spontanée ou artificielle. Spontanée, — chose bien préférable — elle se fait à l'issue de l'un ou l'autre molimen. C'est l'*instant physiologique.*

La réduction artificielle s'opère par les tours de maître de Brandt (*in* Traité). Si vous vous en servez, choisissez pour l'opération, l'issue des molimens. L'étude d'anciennes observations (Profanter — et Stapfer : *trad. in* a) qui portent la date intermenstruelle de la réduction, nous a prouvé que Brandt, sans s'en douter, réussissait surtout à l'instant physiologique de la tendance à l'érection.

La réduction artificielle doit être faite lestement, sans effort, sans douleur. Si la main *bafouille*, les organes se congestionnent et Brandt lui-même échouait alors.

Pour que l'utérus soit réduit et *in situ*, il ne suffit pas de percevoir un corps qui ballotte entre la main qui palpe et le doigt qui touche. Il faut que la main parcoure la face postérieure de l'utérus jusqu'à l'isthme, que le col fuie vers la concavité sacrée et que le fond touche la symphyse pubienne.

Alors seulement sont appréciables les dimensions vraies de l'utérus, corps et col. Le corps renversé est souvent gros et allongé. Redressé, il diminue parfois d'un bon tiers. Le col d'un utérus renversé paraît trop long ou trop court, ou trop bas.

Brandt pratiquait, après réduction, l'élévation de mode spécial, dite élévation courte (voyez prolapsus), pour exciter la fibre musculaire des ligaments. Nous ne la pratiquons pas.

La doctrine classique du relâchement ligamentaire, cause des rétrodéviations utérines, doit être revue à la lumière de notre phénomène des vagues. Le renversement se produit ou s'accentue dans le creux des vagues en général (molimens). A leur *culmen*, l'utérus s'allège et remonte.

La théorie classique est donc insuffisante. Le relâchement n'est pas une simple élongation des ligaments avec disparition graduelle des fibres élastiques et musculaires, mais, avant tout, une *paralysie ou une parésie* d'origine vasomotrice. Cette paralysie peut devenir définitive ; mais la vitalité latente se conserve parfois avec une extraordinaire tenacité, dont notre Traité cite un exemple (p. 29).

3° **Anté-rétro-déviation**. — Nous avons décrit, cette forme de déviation, inconnue des Traités Français, mais signalée en Allemagne par Schultze et Fritsch (Ind. Bibl. — Stapfer : h, p. 622).

L'utérus petit est roulé en cor de chasse, en copeau d'acier. On dirait que les fibres antérieures du faisceau ainsi formé se sont rétractées. La lèvre antérieure du col et le fond du corps sont presque en contact. Le traitement de l'anté-rétro-déviation est des plus ingrats. Les Allemands la font dériver d'une paramétrite *raréfiante;* terme très exact. C'est bien là un processus de la cellulite. Elle est parfois raréfiante.

4° **Prolapsus**. — La sensation de poids, de béance, même d'issue, est un signe pathognomonique de la congestion et

non comme on le pense, du prolapsus ; pas même de son imminence. On n'est donc pas autorisé à déduire la chute ou la
menace de chute d'une sensation de pesanteur ; mais on le
fait couramment.

La cystocèle est de règle et constitue le véritable signe
prodromique ou concomitant du prolapsus.

La rectocèle peut coexister. Il y a tous les degrés de prolapsus. Il est aisé de faire le diagnostic entre l'allongement
cervical dit de Huguier et le prolapsus.

TRAITEMENT. — La grossesse peut guérir les prolapsus. La
chose est connue. De plus, d'après nos observations, elle facilite le traitement kinésique curatif.

Employez le massage indirect et direct. Faites précéder la
gymnastique décongestive (N° 2), par la gymnastique ortho-
viscérale (N°s 1 et 2). La femme exécute chez elle le N° 2.

Avec ce seul traitement, vous obtiendrez des résultats
palliatifs très appréciables. (Percheron : P°s J°es — N° 1).
Preuschen (Ibid) donne grande importance à la gymnastique.

L'élévation, manœuvre spéciale, que Brandt employait
sous deux modes différents pour la guérison des ptoses utérines, et le maintien *in situ* des utérus renversés, artificiellement réduits, est décrite et figurée dans notre Traité
p. 320-331.

Nous avons vu le succès qui tient du prodige ; l'utérus
remis en place à la façon d'un os luxé ; succès de rencontre
jusqu'à présent, et dont il serait important de fixer les conditions. Résumons ici les faits que nous avons observés et les
conclusions, pour que d'autres expérimentateurs en tirent
parti.

A. — La grossesse favorise l'opération. L'approche des
règles également, parce que les conditions d'élasticité et de
souplesse des tissus que l'approche des règles et la grossesse

créent, mais que la grossesse seule entretient, sont toutes spéciales. L'abondante irrigation agit sur les ligaments comme l'eau chaude versée dans un pelvis congelé. Elle supprime les paralysies. *L'utérus renversé gravide se réduit d'ordinaire spontanément dès le début de la gestation et reste réduit. C'est même, avec l'antéversion forte, un signe de grossesse* (Stapfer, 1897).

B. — Si pendant l'opération, les doigts de l'aide ne peuvent descendre au-dessous du col, il est inutile de la tenter. Le col se fléchira sur le corps et l'organe restera luxé. Lorsqu'on doit réussir, les doigts de l'aide dépassent la portion vaginale du col, qui fuit en arrière, se remet en place et y reste. Il paraît maintenu par les ligaments de Douglas, car dans le succès immédiat, relaté par Profanter (Ind. Bibl. Stapfer : *trad. in* a) ils ont été trouvés tendus le lendemain de l'opération. Les ligaments latéraux et postérieurs ont en général conservé toute leur tonicité dans le prolapsus. Loin d'être analogues à des chiffons mouillés, ils sont épais, hyperplasiés, congestionnés. De là les succès palliatifs constants du massage qui décongestionne. Le vagin ce remarquable ligament antéverseur (Ind. Bibl. — Stapfer : h.) est épaissi. Sa puissance est extrême. Si le corps utérin élevé echappe aux mains de l'aide, il est tiré en bas, avec une force extraordinaire par le vagin que l'opération allonge et rétrécit à la façon d'un doigt de gant étiré.

Ces remarques seront utiles à ceux qui voudront éclaircir le mystère de la guérison des ptoses utérines par l'élévation. Ce n'est certainement pas l'impéritie de l'aide ou du médecin qui constitue le véritable obstacle au succès, car nous sommes arrivé à ce succès avec un aide inhabile et aussi inexpérimenté que nous-même à nos débuts. De même que la méthode prime la virtuosité pour le massage en général, de même

l'ignorance de la physiologie pathologique et du mécanisme
du prolapsus utérin prime l'inhabileté dans l'échec de la
réduction.

b) OVAIRES ET TROMPES

Les faibles attaches de l'ovaire et de la trompe cèdent facilement au poids de ces organes congestionnés. En raison
même de cette faiblesse, la distension de leurs mésos et ligaments est d'ordinaire définitive et incurable, fait sans importance s'il n'y a ni adhérence, ni cellulite concomitante et si
l'utérus est *in situ*. Autrement son fond peut comprimer
l'ovaire même libre dans le cul-de-sac de Douglas à l'heure
des congestions passives, c'est-à-dire des moliniens, compression douloureuse pour l'ovaire cellulitique. La souffrance
s'exagère au passage des garde-robes.

Nous avons vu des trompes habituellement prolabées
s'ériger et flotter au détroit supérieur. Nos notes signalent
des mouvements tentaculaires à l'issue des molimens. Nous
les avons en effet perçus, mais le phénomène est aussi rare
que celui du rut volcanique (Mémoire sur les vagues).

Quand l'utérus est *in situ* et les annexes introuvables
à leur place anatomique, et libres, cherchez-les sur les
flancs de l'utérus. L'ovaire est en général au niveau de
l'isthme pendu au ligament utéro-ovarien, gros comme un
fort crayon si la cellulite l'a envahi. Ce ligament est parfois
si court que l'ovaire, cellulitique lui-même, semble l'avoir
avalé. L'un et l'autre se confondent. Quant aux trompes,
prolabées ou à leur place, elles ne peuvent être délimitées,
que si l'œdème les gonfle et si elles se contractent sous le
doigt. Elles ne sont jamais distinctes au voisinage de *l'ostium
uterinum;* mais seulement dans leur tiers externe et moyen.

Quand l'utérus est renversé, ovaires et trompes disloqués et libres se trouvent au voisinage des ligaments de Douglas et de la concavité sacrée.

Ne pas confondre la trompe prolabée, avec une anse ou un diverticulum intestinaux, *douloureux quand ils contiennent des coprolithes.*

S'il est souvent facile de reconnaître la position exacte d'un ovaire ou d'une trompe, cela est parfois impossible. La douleur spéciale à la pression de l'ovaire, douleur qui s'irradie vers les lombes en contournant la crête du bassin et qui est indiquée dans notre Traité, comme signe pathognomonique, manque parfois. Il en est de même de la douleur irradiée dans la cuisse droite ou gauche que cause la congestion ou l'altération annexielle du côté correspondant.

c) Rein

La dislocation du rein gauche est rare. Celle du rein droit est si fréquente, au moins comme simple relâchement des attaches (variété respiratoire), que la moitié au moins, peut-être les deux tiers des génitales la présentent. Voilà pourquoi Bralant s'est fait une règle des vibrations remontantes exécutées à droite, dans tous les traitements, avant le massage gynécologique.

La ptose rénale est liée au déséquilibre abdominal, et pour ainsi dire *familiale* dans le groupe des débilitées, ptosées, entéritiques, congestionnées, scoliotiques, appendicitaires, etc. Nombreuses sont les vierges et les femmes maigres, anéanties par le moindre effort, affalées sans corset, en possession de rein descendu et simultanément d'utérus dévié, de règles insuffisantes ou profuses, de congestions extra-génitales erratiques, du pharynx, des yeux, des poumons, menacées de stérilité car leurs ovaires sont souvent cellulitiques.

La ptose rénale n'a qu'un signe pathognomonique[1]. La palpation le fournit et pour cette recherche la méthode de Guyon et celle de Glénard sont parfaites ; mais la variété respiratoire ne peut être constatée tous les jours. Voilà pourquoi les médecins qui se contentent d'un seul examen traitent confraternellement d'ânes, les augures qui ont trouvé ce qui leur échappe a eux-mêmes. C'est au moment des molimens que le rein congestionné tend à quitter sa loge et s'engage comme un noyau de fruit dans l'anneau que forment le le pouce et l'index pour le saisir au passage.

On conçoit que le traitement kinésique puisse rendre les plus grands services aux vierges et aux femmes atteintes d'une infirmité qui retentit sur toute l'économie, et qu'aggravent les troubles d'évolution du follicule de de Graaf et du corps jaune.

TRAITEMENT. — Local et général. Local, il consiste dans une vibration remontante. Accrochez avec la pulpe des phalangettes l'extrémité inférieure du rein, sans peser sur l'organe, ce qui provoque la douleur. Pour cette manœuvre, on peut se placer à droite de la malade. D'habitude, tout en pratiquant le massage gynécologique presque toujours indispensable à ces malades, nous cherchons de la pulpe des doigts de la main libre, dans la fosse iliaque droite ou dans le flanc une région qui se laisse déprimer sans douleur. Puis, de cette main, nous vibrons en remontant.

1. Un pharmacien de Paris nous a indiqué une méthode d'analyse des urines pour la recherche du rein flottant. *Troïs phénomènes concordant*, la diminution de l'urée, la présence des cylindres hyalins et celle de l'indican constituent un signe présomptif, vraiment excellent, de la ptose rénale.

Ne tolérez pas les ceintures à pelote. Déconseillez les sangles ordinaires, si le degré de ptose laisse espérer la réduction définitive. Après trois mois de cure, toutes nos malades engraissent. En cas de ptose rénale, favorisez cet engraissement par le séjour à l'air vif, dans la montagne surtout, si le malade y dévore et digère; mais pas de suralimentation. Elle est contraire à l'hygiène.

———————

QUATRIÈME PARTIE

PIÈCES JUSTIFICATIVES

Nº 1.

Prolapsus utérin.

A. — LEVIN

Un soldat souffrant d'un prolapsus grave (mais récent) du côlon s'adressa, en l'absence des médecins militaires, au lieutenant Thure Brandt, élève de l'Institut central de gymnastique de Stockholm. N'ayant jamais vu de cas de ce genre, et connaissant encore moins une méthode de traitement, il hésita d'abord, mais fut encouragé par ses camarades à tenter du moins un essai. Thure Brandt pensa d'après l'apparence sous laquelle se présentait ce prolapsus qu'il devait être le résultat d'une double atonie des releveurs et du sphincter de l'anus, et il lui vint l'idée que la guérison pourrait se faire en opérant une traction sur l'S iliaque. Au premier essai le côlon rentra au grand étonnement de l'opérateur et des personnes présentes.

A'. — STAPFER

Brandt avait fait prendre à cet homme une position analogue à celle qu'on donne pour l'opération de la taille périnéale (mais sans exagérer l'écart et la flexion des cuisses) et en relevant un peu le tronc de façon à rapprocher les côtes de la symphyse pubienne pour relâcher la sangle abdominale. Puis il se mit à droite du malade et lui recommandant de ne résister nullement, de respirer à l'aise, il enfonça avec douceur, aussi profondément qu'il put, la main dans la fosse iliaque gauche. Alors cherchant à entraîner le paquet intestinal dans la direction de l'épaule droite, avec un léger mouvement vibratoire, il eut la satisfaction de voir que son idée n'était pas une chimère. Nous pensons que la vibration, la date de l'accident et l'action réflexe, ont eu plus de part au succès que la traction mécanique.

B. — LEVIN

La femme S. L... 47 ans, a eu cinq couches dans l'espace de vingt-sept ans. Dès la première, elle a souffert d'abaissement de l'utérus, qui ces deux dernières années s'est changé en prolapsus total. La malade est forcée de porter son utérus dans un bandage de son invention, sorte de filet. La surface de l'organe a pris un aspect épidermique, et ces derniers temps, la femme S. L... a vivement souffert de pesanteurs et tiraillements de l'abdomen, avec douleurs dans la région sacrée et strangurie plus ou moins pénible. Le traitement a duré (du 10) jusqu'au 30 août avec une courte interruption. Le premier jour l'utérus est resté dans le bassin quoique la malade ait plus d'un kilomètre à parcourir jusqu'à son domicile. Le lendemain elle soulève une marmite pleine de pommes de terre. Nouvelle descente, mais non totale. Les jours suivants, l'utérus rentre et s'affermit peu à peu dans sa position normale, si bien qu'à la fin du traitement la malade peut se livrer sans inconvénient, à presque toutes ses occupations courantes. En 1864 elle a été revue; l'utérus se maintenait.

C. — STAPFER

(D'après Levin et d'après Brandt.)

Du 12 septembre 1861 au 8 mars 1862, sept femmes atteintes de prolapsus utérin réclamèrent le traitement. Le premier était accidentel et récent. Il fut guéri en huit jours. Le second datait de deux ans. Même résultat. Parmi les cinq autres venus en série, du 5 au 8 mars, l'un remontait à huit ans. Guérison ou amélioration.

Le 3 novembre 1862, M. E.., 45 ans, se présentait avec un prolapsus utérin et vaginal. Col béant à y mettre l'index, et inégal. Gros corps. Après six jours de traitement, la femme marchait sans peine. Après huit jours l'orifice était clos presque lisse; l'utérus haut situé, le vagin rétréci.

Le 8 novembre 1862, T..., 47 ans, offre un prolapsus utérin et vaginal, avec, — outre les symptômes ordinaires de pesanteur et de difficulté à marcher, — de si violentes douleurs qu'elles arrachent des cris, même la nuit. Le 15 novembre, l'utérus était déjà sensiblement relevé mais le prolapsus vaginal persistait. Le 22, il avait disparu. Le 29, finit le traitement. Plus tard, à la suite d'un effort, survinrent une gêne et de la pesanteur qui cédèrent au seul tapotement sacro-lombaire.

Dans la majorité des cas le succès s'était annoncé dès la première séance.

Levin a encore communiqué six autres observations. Dans l'une l'abaissement se compliquait d'allongement hypertrophique du col. Guérison ou amélioration de ces six cas. Disparition constante des symptômes morbides.

C'. — STAPFER

Brandt m'a certifié que le traitement lui avait donné dans les cas de prolapsus une proportion de 50 à 60 0/0 de succès définitifs. L'amélioration même tenace ne fait guère défaut d'après toutes nos observations. Un mystère plane encore sur les succès définitifs et prompts, mystère neurologique, car nous avons plusieurs fois échoué (Traité 334-336) malgré la pleine réalisation des conditions mécaniques et la persévérance. Prochownick qui a traité à sa façon, par le massage, sans élévation les prolapsus, préfère ses résultats même incomplets à ceux d'une opération (Ind. Bibl. c.)

Preuschen traitait les prolapsus par la gymnastique surtout. Il a guéri sept cas sans récidive. L'un remontait à trente ans. L'utérus entre les cuisses mesurait dix centimètres. Onze pour un autre. Le succès a exigé un temps variable, quatre mois, trente jours, une semaine ; mais le plus souvent l'utérus restait dans le bassin dès la première séance.

Quantité de figures facilitent l'intelligence de l'élévation, dans notre Traité (p. 321-334.) Actuellement nous nous contentons du massage jusqu'à résorption des œdèmes et diminution des organes que le simple massage tend toujours à élever. L'œdème ayant disparu, alors, mais alors seulement et toujours à l'issue du second Molimen l'élévation est tentée.

Si nous échouons nous nous contentons du massage, car mal pratiqué, sans les conditions nécessaires de la cellulite disparue et de la prise efficace, l'utérus se ploie, ne remonte pas, et si les ovaires se congestionnent les règles peuvent avancer.

Voici la description des premiers essais de Brandt et les réflexions que la lecture attentive de l'opuscule français (Ind. Bibl. Brandt) nous a inspirées.

Le traitement se composait de trois temps :

Cinq à six percussions rapides des lombes et du sacrum avec le poing lâchement fermé, suivies d'autant de frictions légères sur la même région, le tout exécuté d'abord de dedans en dehors, en se dirigeant vers les hanches et les fesses, puis directement de haut en bas, de la dernière lombaire au coccyx.

Pendant cette percussion la malade était debout, penchée en avant, mains appuyées sur une table et légèrement tournées en dedans. Pieds de même.

Puis elle se couchait dans l'attitude que nous avons qualifiée : en chien de fusil. Brandt posait un genou entre les pieds de la femme, appuyait ses hanches et son bas-ventre contre et entre les genoux séparés du sujet, et enlaçant des deux mains la taille de la malade de façon que les doigts desserrés se rencontrassent derrière l'apophyse épineuse de la première lombaire, il exécutait une vibration à droite et à gauche, ramenait les mains toujours vibrantes vers les flancs et le bas-ventre, et quand elle arrivaient aux épines iliaques, il les faisait cheminer sur l'abdomen toujours en vibrant.

Plus tard seulement Brandt ajouta le troisième temps, c'est-à-dire l'élévation.

De ceci il résulte : 1° que dans les premiers essais, Brandt ne pratiquait pas et n'a pas pratiqué pendant plus ou moins longtemps le massage ordinaire, comme nous le faisons, mais d'emblée il eut recours à des manœuvres spéciales. A vrai dire, ces manœuvres équivalaient à un massage ; 2° que Brandt avait peut-être guéri ou amélioré des prolapsus avec les deux premiers temps seuls, véritable massage nous le répétons ; 3° que l'élévation proprement dite (troisième temps) imaginée en dernier lieu, le fut — et cela est nettement rapporté dans l'opuscule (Ind. Bibl. Brandt) — parce qu'une

femme déclara, lors de l'exécution du deuxième temps que
« *ses viscères étaient tirés en haut* ». D'ailleurs Brandt a
écrit (Trad. *in* Traité p. 481), qu'il avait pratiqué d'abord
l'élévation sans aide. Or, nous mettons au défi, qui que
ce soit, d'opérer ainsi correctement, même quand l'utérus
est un peu gros. Cette prétendue élévation ou plutôt cette
élévation réelle et inconsciente, était l'effet des vibrations
exécutées par Brandt pendant le deuxième temps. Elle est
aussi l'effet de la méthode ordinaire du massage. Par lui tous
les viscères tendent à s'élever et quelques femmes les sentent
remonter. L'utérus rétrodévié quitte le plancher pelvien et
par la seule vibration, le fond de l'organe tend à revenir en
avant, dès que l'appareil suspenseur reprend vitalité, à l'issue
des molimens, après la ponte et surtout la maturité du corps
jaune. L'élévation mécanique ne s'opère qu'avec un aide, le
médecin qui touche, surveillant la pénétration des doigts,
leur mise en place, la saisie de l'organe, son ascension, sa
descente. Nous employons l'élévation sans aide pour les
femmes enceintes qui souffrent dans la seconde moitié de la
grossesse, quand l'utérus trop volumineux pour le massage
ordinaire est facilement saisi des deux mains extérieurement. La vibration agit plus que la traction qui doit être
presque insignifiante.

D. — PERCHERON
(*Notes manuscrites*)

Exemples résumés de cystocèle, rectocèle
et prolapsus traités sans élévation.

I, C..., trente-six ans. Hépato-néphro-entéroptose. Cysto et rectocèle. Congestions utéro-annexielles. Crises douloureuses simulant
la colique hépatique. Etat général très médiocre.

1ᵉʳ TRAITEMENT. — Gymnastique dérivative et massage, du 17 Décembre 1905 au 15 Janvier 1907.

Résultats. — Grande amélioration à la fin du traitement et surtout peu de temps après. En Septembre 1907, la malade ne souffre plus. L'état général est resté bon.

2ᵉ Traitement. — Du 6 Janvier au 19 Février 1908, à la suite d'une crise ressemblant à des coliques hépatiques. Le foie était très abaissé. Congestion utéro-annexielle. Trouble gastro-intestinaux avec météorisme.

Résultats. — Disparition des malaises. Utérus petit. Annexes normales. Bien-être général que la malade, revue depuis, accusait encore.

II. B..., trente-sept ans. Cysto-rectocèle. La malade est persuadée que les organes s'abaissent jusqu'à la vulve. Jamais le fait ne s'est produit pendant le traitement. Utérus gros. OEdème périannexiel. Vagin douloureux. Traitements antérieurs : ceinture, tuteur vaginal, pessaire, non supportés. Etat général médiocre.

Traitement. — Gymnastique dérivative et massage, des premiers jours de Juin au 6 Août 1907. Pendant son cours on observe les congestions intermenstruelles. L'une d'elles commence le deuxième jour des règles.

Résultats. — Vagin insensible. Utérus très mobile et diminué considérablement. Etat général très bon. La malade est revue en 1911. Elle n'a pas souffert et se porte bien.

III. D..., quarante-sept ans. Cystocèle. Ebauche de prolapsus utérin. Utérus mobile et peu gros. Cellulitique. Panniculite abdominale. Points douloureux rétro-pubiens. Cystalgie. Epreintes vésicales. Epiplocèle inguinale gauche. Migraines et nausées.

Traitement. — Gymnastique dérivative et massage, du 15 Octobre au 30 Décembre 1909. Poussées congestives annexielles fréquentes au cours du traitement (Rapports quotidiens).

Résultats. — La cystocèle n'apparaît que rarement et à la suite de fatigues. Les épreintes vésicales ont disparu. L'utérus normal est plus mobile. Les annexes, quand elles sont œdématiées se décongestionnent aisément sous le massage. Migraines très atténuées. Nausées disparues.

IV. D..., quarante-trois ans. Cystocèle. Cellulite pelvienne. Vagin très douloureux. Utérus gros. La malade a été déjà soignée en 1905 par M.M. Bralant et Stapfer, pour la même infirmité et en outre des métrorrhagies. Elles ont disparu, la cystocèle également, jusqu'en 1908, époque où la malade a souffert du ventre et éprouvé la sensation de descente. Cette infirmité s'est plus ou moins amendée sans traitement kinésique en 1909, mais en 1910, dès Janvier, le vagin est redevenu douloureux. Elle s'est décidée à recourir au massage qui lui avait si bien réussi.

TRAITEMENT. — Gymnastique dérivative et massage, du 3 Juin au 7 Juillet 1910.

Résultats. — Utérus normal. Vagin insensible. Sensation de descente évanouie. Les efforts seuls font saillir la vessie.

V. M..., quarante-trois ans. Cystocèle. L'infirmité date d'un accouchement gémellaire prématuré. Sensation de descente de tout le ventre. On a diagnostiqué : double colpocèle et prolapsus utérin. Rien ne justifie cette appréciation. Les règles sont profuses et se prolongent parfois jusqu'au XVᵉ jour.

TRAITEMENT. — Gymnastique dérivative et massage, du 31 Mai au 26 Juillet (1910). Dès le mois de Juin, les règles sont diminuées. En Juillet perte rouge de quinzaine.

Résultats. — Disparition de toute sensation de poids.

VI. D..., vingt-huit ans, Prolapsus utérin ; organe et volume normal, col non ulcéré, petit. Le prolapsus survenu après un accouchement, et d'abord intermittent, a été permanent un an plus tard. Il ne se réduit qu'au lit.

TRAITEMENT. — Gymnastique dérivative et massage, du 15 Juin au 29 Juillet 1911. Réduction facile intra-vaginale. Utérus rétroversé. On a pu obtenir parfois la réduction incomplète.

Résultats. — Le 28 Juillet, premier jour des règles avant massage, l'utérus est *in situ*.

Sur ce, la malade se croyant guérie sans doute quitte le traitement.

Nᵒ 2.

STAPFER

Extraits du Journal d'expériences physiologiques.

(Thèse de Romano)

GRENOUILLES[1]

1. Les grenouilles sont fixées sur des planchettes de liège. On les choisit femelles de préférence et on opère en février parce qu'à cette époque l'oviducte développé remplit la cavité abdominale à la façon d'anses

VII° SÉANCE

DIMANCHE 17 FÉVRIER 1895

Effets du massage doux (trop prolongé cependant et sans pauses) **comparé au tapotement brutal. Le massage du ventre ranime le cœur épuisé.**

N° 1. Cœur volumineux très rouge. Battements = 12 par 15″. — *Tapotement énergique.* Le cœur diminue. Batt. = 9 + ? *Quatre minutes de repos.* Cœur un peu plus volumineux mais toujours diminué. Batt. = 9. — *Huit nouvelles minutes de repos :* cœur plus volumineux sans avoir retrouvé le volume primitif. Batt. = 12. — *Tapotement* pendant trois minutes. Le cœur se ratatine, devient tout petit et semble s'arrêter. Dès que le tapotement a cessé le cœur se remet à fonctionner lentement et graduellement ; mais reste plus petit et plissé. Batt. = 8 + ? — *Sept minutes de repos ;* cœur plissé, petit, ratatiné. Batt. = 11. *Huit autres minutes de repos.* Le cœur se ratatine, se plisse de plus en plus. Batt. = 10. — *Massage léger* pendant 150″. Presque aussitôt le cœur se remplit, se déplisse, grossit. Batt. = 12. *Ouverture du ventre.* Anses superficielles de l'oviducte congestionnées, violacées, piquetées, ecchymotiques. Anses profondes moins colorées.

N° 2. Cœur volumineux, très rouge. Batt. = 11 + ? *Massage* pendant trois minutes. Le cœur diminue d'abord un peu, est plus étroit. Sa pointe s'érige après la première minute de massage. Après la seconde, la base du ventricule s'élargit. Retour au volume primitif quand le massage cesse. *Quatre minutes de repos.* Batt. = 13 + ? Huit autres minutes de repos. Batt. = 13 + ? Cœur volumineux rouge, bien tendu. — *Massage* pendant trois minutes avec pauses. Erection immédiate, pâleur, diminution. Après 90″ de massage, le cœur devient rouge et s'élargit à la base. *Trois minutes de repos.* Batt. = 13. *Sept minutes de repos.* Batt. = 14 + ? Cœur rempli, tendu, rouge, énergique. *Ouverture du ventre :* Oviductes blancs, nacrés, à la superficie et dans la profondeur.

intestinales. Le cœur enveloppé du péricarde est mis hors de la cage thoracique par résection partielle du sternum, sans hémorrhagie et sans hernie des viscères dans la plaie. *C'est essentiel.* Les *tapotements* s'opèrent avec une spatule de trousse, les *massages* avec la pulpe du médius.

IX° SÉANCE

DIMANCHE 3 MARS 1895

Effets du massage dans l'inhibition cardiaque idiosyncrasique.

. . . .

N° 3. 10 HEURES DU MATIN. — Cœur lisse, tendu pendant la systole. Animal vigoureux. Batt. = 12 par 15″. — Au début d'un *premier massage* fort, érection immédiate de la pointe. Après 30″ de massage, *arrêt* en diastole. On continue le massage pendant 30″, puis on fait une pause. Le cœur a repris irrégulièrement. Deux minutes plus tard, battements réguliers, cœur un peu diminué et plissé pendant la systole. *Deuxième massage* : érection de la pointe, puis *arrêt* en diastole, puis contractions intermittentes et lentes jusqu'après la deuxième minute. Alors reprise rapide mais irrégulière des battements. Repos de 14′.

Au début d'un *troisième massage* le cœur s'arrête presque immédiatement en diastole. Ventricule gorgé comme précédemment; puis reprise intermittente d'abord, régulière ensuite et le volume total du cœur diminue. Aussitôt après le premier massage, on a compté 13 + 2 battements par 15″. Aussitôt après le second, 16. Après le repos de 14′ avant le troisième massage, batt. = 13. De suite après, batt. = 16. Sept minutes plus tard, batt. = 14.

A 2 HEURES 50′ du soir, batt. = 12. Ils sont faibles. *Massage léger* : contraction du cœur, érection du ventricule après 90″ de massage. *Arrêt* en diastole, 30″ plus tard.

5 HEURES 35′ DU SOIR. — Le cœur qui avait repris de l'énergie (Batt. = 16) après la syncope, se gonfle lentement, s'érige à peine. *Massage léger* : forte contraction et après 90″ de massage *arrêt* en diastole. On continue le massage, 30″ plus tard le cœur recommence à battre mais lentement. On prolonge le massage pendant 30″. Aussitôt après, batt. = 18 (accélération excessive que le Journal mentionne, comme spéciale, idiosyncrasique, aux cœurs inhibés). Le cœur avait été mis à nu à 10 heures du matin, sans effusion de sang, ni hernie. L'animal a été sacrifié à 6 heures environ. Pendant les opérations *cinq arrêts en diastole.*

XVII° SÉANCE

DIMANCHE 21 AVRIL 1895

Ni les spasmes, ni les mouvements de l'animal n'ont d'in-

fluence accélératrice comparable à celle du massage abdominal.

A trois heures du soir on met à nu le cœur d'une grenouille, sans le faire saillir de la cage thoracique. L'animal est en vase clos à sec.

11 h. 10′ du soir.	Battements	= 18.
22 Avril, 1 h. 25′.	—	= 17.
— 3 h. 25′.	—	= 17.
23 Avril, 1 h. 40′.	—	= 20.
Massage léger du ventre pendant 2 minutes.	Battements	= 20.
— —	—	= 19 + 2.
— —	—	= 19.
— —	—	= 23.

La grenouille se débattant chaque fois qu'on la saisit dans le vase pour la masser, on se demande si ces mouvements n'ont pas d'influence sur l'activité cardiaque. On fait donc l'expérience suivante.

Six heures du soir. — Battements = 20 +·?. La grenouille agitée cherche à fuir. La crise calmée on compte les battements : = 22. *Massage léger du ventre* pendant deux minutes. Batt. = 26 un instant plus tard, batt. 24.

24 Avril. — La grenouille est morte.

XVIIIᵉ SÉANCE

Dimanche 28 Avril 1895

Utilité des pauses. Supériorité des massages courts.

. . . .

Les massages seront pratiqués à l'avenir avec pauses et les numérations seront faites à intervalles d'un quart de minute : c'est-à-dire qu'on massera pendant 7-8 secondes ; au massage succédera une pause égale ; puis la numération sera faite.

Nº 6. — Cœur vigoureux. Avant massage battements = 11 + ?. — *Massage léger abdominal* entrecoupé de pauses : Batt. = 11, 11 + ?, 12 + ?, 12 + ?, 15, 14 + ?, 14, 13 + ?. — Après massage ; batt. = 14.

Nous compterons dorénavant plusieurs fois les battements avant massage, pour avoir une notion des variations spontanées. Intervalles de 15″ entre chaque numération.

N° 7. — Beau cœur. — Avant massage ; batt. = 15 + ?. 16, 15
+ ?, 16, 15, 16, 15 + ?, 15, 15., *Massage léger* avec pauses ; batt. =
15 — ? 17, 16, 16, 16, 16 + ?, 16, 15 + ?, 16. — De suite après massage, batt. = 17.

. . . .

Avec le procédé des pauses (massages courts), la diminution du
ventricule est moindre pendant les massages. A plusieurs reprises
le nombre des battements augmente pendant l'opération et le cœur
devient plus rouge.

XX° ET XXI° SÉANCES

DIMANCHE 12 MAI 1895 .

Examen de la membrane interdigitale au microscope.

On constate qu'après le massage du ventre ou de la cuisse opposée
au membre fixé, la circulation s'accélère aussitôt.

Pendant le massage du ventre elle paraît s'arrêter complètement
sans que le cœur s'arrête lui-même et reprend avec fougue quand
le massage cesse. On s'assure qu'aucun ébranlement communiqué à
l'appareil ne produit semblable effet.

LAPINS ET CHIENS

XXIII°, XXIV°, XXV° ET XXVI° SÉANCES

MARDI 28 MAI. DIMANCHES 2, 9 ET 16 JUIN 1895

**Continuation des expériences sur les grenouilles. Suppression
du réflexe par section des splanchniques. Hémorrhagie intra-
vasculaire.**

Animaux morphinisés. Un centigramme par kilogramme. Respiration artificielle. Cœur à nu par excision du sternum et des extrémités costales correspondantes. Observation du cœur par la vue et
avec le tambour cardiographe de Marey.

. . . .

*Massage du ventre pratiqué sans violence avec la pulpe des quatre
doigts.* — Le cœur paraît plus petit pendant le massage et augmente
quand il cesse.

Neuf tracés successifs donnent le résultat suivant : aussitôt que le
massage est exercé sur le paquet viscéral à travers la peau, la
plume monte et reste haute tant que le massage dure. Elle retombe

dès que le massage cesse. Si le massage est exercé sur les psoas, la
plume ne s'élève pas.

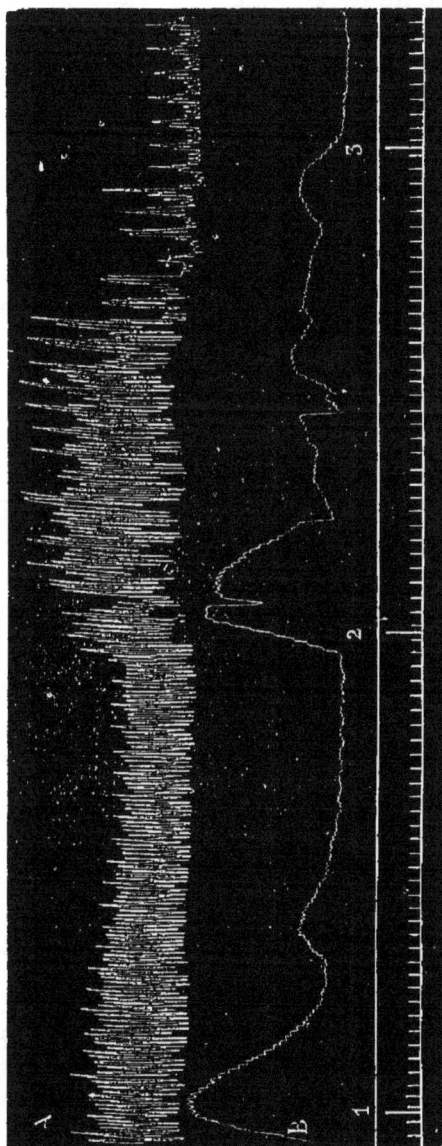

Fig. 11. — A : Impulsion ventriculaire. — B : Pression carotidienne
1 : Ascension indépendante du massage. — 2 : Début du massage. — 3 : Fin du massage.

On coupe les splanchniques. Le cœur diminue, la plume ne monte
plus pendant le massage. Quand on lève le train de derrière de
l'animal, le cœur gonfle. Le massage n'a plus d'effet. Le réflexe est

aboli. Le réseau mésentérique inhibé se remplit de tout le sang des autres vaisseaux qui le chassent vers le ventre. C'est un drainage dont la seule limite est la distension mécanique des canaux paralysés du mésentère.

XXVII⁰ SÉANCE

DIMANCHE 23 JUIN 1895

Comparaison avec le réflexe dynamogène des effets produits par d'autres réflexes sur la pression carotidienne. — Énorme élévation sous l'influence d'un premier massage du paquet viscéral. — Abaissement de la pression au début des excitations. — Effets dépresseurs de la morphine.

CHIENNE. — Curarisée [1]. Respiration artificielle. Enregistrement de la *pression carotidienne*.. Tracé de 3 à 4 mètres. Au lieu d'en représenter des fragments, nous reproduisons dans ce Journal la variation *maxima* et *minima* du manomètre inscripteur.

PRESSION CAROTIDIENNE

Massage viscéral abdominal par frictions circulaires à travers les téguments.

Avant massage : Min. 151^{mm}.
Max. 159.
1er *massage :* Min. 147 (au début).
Max. 161.
Min. 150.
Après le 1er massage : Max. 154.
2⁰ *massage :* Min. 145 (au début).
Max. 158.
Après massage : Min. 154.
Max. 160.

3⁰ *massage :* Min. 148 (au début).
Max. 162.
Après massage : Min. 148.
Max. 161.

4⁰ *massage :* Min. 138 (au début).
Max. 162.

[1] Pour Kleen le curare favorise les effets réflexes.

Après massage : Min. 151.
             Max. 160.

5ᵉ *massage :* Min. 143 (au début).
             Max. 160.
Après massage : Min. 150.
             Max. 160.

Coup de sifflet.

Pendant : Min. 140 (au début).
          Max. 159.
   Après : Min. 145.
          Max. 156.
Pendant : Min. 140 (au début).
          Max. 155.

Pincement du nerf crural.

Pendant : Min. 147 (au début).
          Max. 178.

Pincement fort de la peau du ventre.

Pendant : Min. 146.
          Max. 150.
   Après : Min. 134.
          Max. 147.

Pétrissage de la peau de la cuisse.

Pendant : Min. 138.
          Max. 148.
   Après : Min. 133.
          Max. 148.

Pétrissage de la peau et des muscles de la cuisse.

Pendant : Min. 132 (au début).
          Max. 149.
   Après : Min. 138.
          Max. 148.

Pincements du nerf crural. — Les deux premiers sont pratiqués sur le point déjà contus ; le troisième et le quatrième au-dessus de ce point.

1 *pendant :* Min. 136 (au début).
           Max. 154.
2 *pendant :* Min. 132 (au début)..
           Max. 152.
3 *pendant :* Min. 141 (au début).
           Max. 163.
4 *pendant :* Min. 144 (au début).
           Max. 161.

Ouverture du ventre.

Pendant : Min. 135.
           Max. 150 (presque constant).

Effleurage des viscères à nu.

Pendant : Min. 138 (au début).
           Max : 150.

Pincement des viscères.

Pendant : Min. 140 (au début).
           Max. 169.
Après : Min. 130.
           Max. 148.

1er Massage des viscères.

Pendant : Min. 131 (au début).
           Max 220.
Après : Min. 160.
           Max. 168.

2e Massage des viscères.

Pendant : Min. 168 (au début).
           Max. 180.

Pincement du crural avant une injection de morphine.

Pendant : Min. 130 (au début).
           Max. 172.

Injection intra-veineuse de morphine, 5 centigr.

Au moment de l'injection : Max. 166.
           Après l'injection : Min. 32.

Diminution également considérable de l'amplitude des ondes.

Elles égalaient en moyenne avant l'injection 14 $^{m}/^{m}$ et 2 $^{m}/^{m}$ après.

3ᵉ Massage des viscères.

Avant : Min. 40.

Max. 42.

Pendant : Min. 44.

Max. 63.

Après : Min. 44.

Max. 46.

Il n'y a plus d'abaissement de pression régulier (chute) au début des excitations. Courbe à grandes oscillations et petites amplitudes.

REMARQUES

Le massage des viscères à travers les téguments a produit une élévation de pression variant de 13 à 24 millimètres.

Les coups de sifflet, une élévation variant de 15 à 19 millimètres.

L'excitation douloureuse du crural, une élévation variant de 13 à 42 millimètres.

Nouvelle preuve que des phénomènes du même ordre peuvent aboutir à des résultats fort différents. Si nous avions sifflé tous les jours pendant quatre ou cinq minutes à l'oreille de nos malades, nous ne les aurions pas améliorées, et si nous les avions fait souffrir nous aurions abouti non à des effets dynamogènes, mais à des effets dépresseurs, résultat ordinaire de souffrance répétées et prolongées.

Élévation de 4 millimètres seulement quand on a pincé la peau du ventre. *La peau n'est décidément pas le point de départ des effets cardio-vasculaires que nous produisons. Toutes nos expériences le prouvent. C'est sur le paquet viscéral que nous agissons.*

Élévation de 17 millimètres pendant le pétrissage d'un membre (peau et muscles).

Élévation de 15 millimètres seulement pendant la laparotomie. La peau des chiens est peu sensible. L'effleurage à nu des viscères fait monter la pression de 12 millimètres. Le pincement de l'intestin qui comme l'excitation du crural doit éveiller la douleur, hausse le manomètre de 29 millimètres.

Un premier massage des viscères à nu élève la colonne mercurielle de 89 millimètres. Bien remarquer cette forte pression par un *premier* massage. Elle est déjà moindre lors d'un second massage qui lui succède après une courte pause ; 32 millimètres. Cette première et énorme élévation va diminuant au fur et à mesure que les viscères, exposés à l'air et massés, se congestionnent davantage ; elle finit par tomber à 6 et 10 millimètres lorsque la congestion est portée au maximum par la paralysie vasculaire que détermine la section des splanchniques.

XXVIIIᵉ SÉANCE

DIMANCHE 30 JUIN 1895

Le resserrement du cœur vu sur les grenouilles et les lapins, s'inscrit chez le chien au moyen de la sonde intra-cardiaque. — Le réflexe dynamogène peut manquer.

1° CHIEN. — Curarisé. *Sonde intra-cardiaque à ampoules conjuguées et manomètre inscripteur de François-Franck. La jugulaire étant*

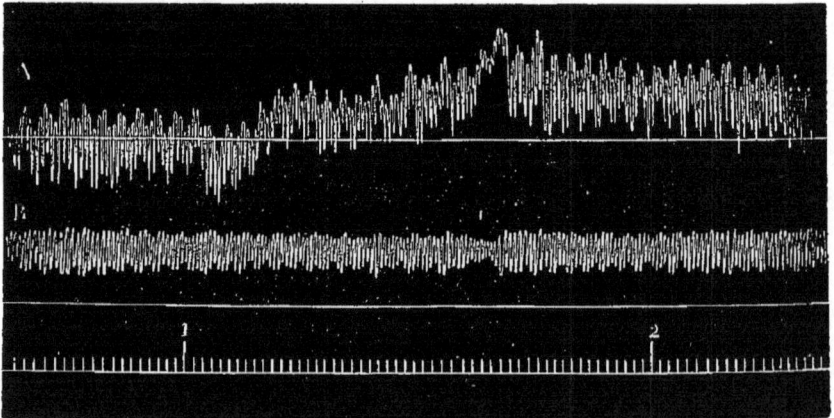

Fig. 12.

1. Début du massage. — 2. Fin du massage.
A. Pression carotidienne. — B. Pression intracardiaque.

isolé et liée, on l'ouvre au-dessous de la ligature et par l'ouverture on introduit la sonde au delà de l'oreillette dans le ventricule droit. Carotide gauche isolée. On y place la canule en communication avec le manomètre inscripteur à mercure. Liquide intermédiaire : oxalate de soude.

Répétition partielle des expériences de la séance du 23 juin.

Pendant le massage le cœur se resserre. Il subit même — mais non constamment — une sorte de tétanisation [1] (fig. 12).

Forte élévation de pression carotidienne simultanée. Confirmation graphique des phénomènes cardiaques vus sur les grenouilles, cobayes, lapins. Immédiatement après la tétanisation, le graphique indique un court ralentissement, presque un arrêt, qui dure le temps de deux pulsations. *La forme d'accélération cardiaque est identiquement celle que produit l'excitation directe des nerfs accélérateurs* (Comte).

2° CHIENNE. — *Absolument* insensible au massage, même à celui des viscères à nu, cet animal était sensible aux excitations douloureuses et aux émotions.

Cette expérience a prouvé : 1° que l'élévation de pression pendant le massage de l'intestin à nu n'est pas due à la douleur, mais au massage ; 2° que l'élévation de pression pendant le massage n'est pas d'ordre mécanique car la compression directe de l'aorte (mécanique pure) élevait le manomètre.

XXIX° SÉANCE

DIMANCHE 7 JUILLET 1895

Le massage abdominal contrebalance les effets produits par la section des pneumo-gastriques.

CHIENNE. — Curarisée. Pression carotidienne. Respiration artificielle. Cœur à nu. Exploration directe des battements cardiaques.

Après diverses expériences, qui confirment les précédentes, on coupe le pneumogastrique pour éviter le réflexe douloureux central, et on excite le bout périphérique. On n'obtient pas d'abord de ralentissement persistant.

L'intensité du courant est alors augmentée, on obtient un ralentissement marqué : QUINZE pointes par seize secondes au lieu de TRENTE ; *pendant massage* DIX-SEPT ; *après massage* DIX-NEUF.

On siffle violemment aux oreilles de l'animal, *la pression ne varie pas*. On frictionne la cuisse, on la pétrit, *la pression ne varie pas*.

---

[1] M. Gley a émis des doutes sur la propriété du terme, lors de notre communication à la *Société de Biologie*. Regardez le graphique et jugez.

Quatre massages du ventre avec pauses ; *quatre ascensions considérables du manomètre.*

REMARQUES

Expérience curieuse très nette, mais unique, à reviser par conséquent. Nous avons écrit à ce propos dans la Thèse de Romano que jamais chez les grenouilles nous n'avions supprimé par le massage l'inhibition (IX⁰ séance) mais il ne faut pas oublier que les expériences étaient faites sur des animaux à sang froid et idiosyncrasiques.

B. — KLEEN

(Recherches physiologiques)

Skandinavisk. Arch. F. Phys. 1889.

EXTRAIT

« Je crois être arrivé à des résultats assez clairs au point de vue de l'influence du massage sur la pression artérielle pour le lapin. Quant à l'homme, nous connaissons seulement les quelques expériences de Zabludowski, expériences qu'on n'est pas tenté de reprendre parce que les manomètres dont il faut se servir sont inexacts. Pratiquement, il nous suffit de savoir que *la pression augmente pendant le massage surtout pendant le massage du ventre, par une excitation directe ou réflexe du splanchnique dont la conséquence est la constriction des vaisseaux mésentériques.* On s'attendrait à trouver un ralentissement du pouls, durant le massage du ventre, par analogie avec ce qui se produit pendant le tapotement de Goltz et avec ce qu'on observe souvent chez le lapin ; mais chez l'homme, j'ai constaté à maintes reprises, dans les expériences — il est vrai peu nombreuses — que j'ai faites, une accélération prononcée du pouls. La fréquence de la respiration augmente au moins dans bien des cas. »

N° 3.

STAPFER

Nullité des effets du massage gynécologique quand le réflexe dynamogène manque.

Société de Kinésithérapie (10 mars 1911).

Agée de trente-neuf ans, en 1911, Mme X..., a eu dans son enfance, la rougeole, la scarlatine, les oreillons, la coqueluche, un rhumatisme articulaire aigu, à dix ans, et de l'eczéma à diverses reprises. A trente-trois ans, en 1888 par conséquent, cet eczéma reparait et se généralise. Il ne la quittera guère, sauf atténuation et répits plus ou moins prolongés jusqu'en 1911. En 1891, survient de l'adénite cervicale et en 1892, on enlève un ganglion non suppuré.

En 1893 : Les amygdales étant sans cesse tuméfiées avec végétations pharyngiennes, on cautérise la muqueuse nasale.

En 1894 : Névralgies violentes et douleurs dites rhumatismales.

En 1895 : Suppression des règles.

En 1896 : L'état est toujours le même et l'abus des médicaments a délabré l'estomac.

En 1897 : Les règles reparaissent, la veille du mariage. Un mois plus tard, grossesse accompagnée de douleurs lombaires telles que la malade s'alite pendant trois mois.

En 1898 : Accouchement. Allaitement durant trois mois et demi. Réapparition des douleurs de reins. Impossibilité de rester debout. Sevrage. Alors seulement, on diagnostique une rétroflexion douloureuse.

En 1899 : Forte poussée d'eczéma avec adénite nouvelle. Saison à la Bourboule. Contre la rétroflexion, on emploie les pessaires. Les douleurs abdominales ne font qu'augmenter.

En 1890 : Extrême faiblesse. Alitement, à Paris, à Arcachon et à Salies-de-Béarn, puis en Dauphiné et à Biarritz. La marche n'est plus possible.

En 1901 : Mme X..., devenue veuve reste impotente. *On entre dans l'ère des interventions chirurgicales.* Première opération : ovariotomie droite accompagnée d'un raccourcissement des ligaments ronds. Le tout après *rachicocaïnisation.*

En 1902 : L'état de la malade qui s'était légèrement amélioré, redevient mauvais et même pire que jamais. De violentes douleurs gastralgiques accompagnent l'impotence. L'inutilité de l'opération devient si manifeste que l'opérateur accuse de son échec la neurasthénie, oreiller de l'ignorance et des mauvaises défaites.

En 1903 : Elle s'adresse à Roux de Lausanne, qui *essaie d'abord le massage sans succès*, puis en 1904 ouvre le ventre, enlève l'appendice, libère des organes adhérents et fait une hystéropexie.

En 1905 : Amélioration.

En 1906 : Au mois de janvier, adénite cervicale. Piqûres intra-ganglionnaires par Roux ; puis le ventre étant redevenu douloureux, Roux enlève l'ovaire gauche, et consécutivement *pratique encore le massage, et encore sans succès*.

En 1907 : Massages généraux qui épuisent la malade. On emploie les rayons X contre l'adénite cervicale avec un succès prompt et durable.

En 1909 : La malade ayant énormément maigri est traitée par la suralimentation et gagne 19 kilos.

En 1910 : La malade souffrant particulièrement de démangeaisons vulvo-anales, avec eczéma du sillon inter-fessier, et écoulement vaginal, on essaie le radium intra-vaginal. Aggravation. Essai des rayons X. Insuccès.

En 1911 : La malade et son médecin le Dr L..., s'adressent à mes soins.

Examen : Femme alitée, remuant dans son lit comme il lui plaît, et se mettant aisément debout. On m'affirme qu'à peine restée deux ou trois minutes dans cette situation, immobile ou en mouvement, elle est obligée de s'asseoir, et si la station assise se prolonge deux ou trois minutes encore, des tiraillements du bas ventre et des aines surviennent et la malade demande à se coucher. Si elle cherche à surmonter le malaise, si elle *se force* pour employer le terme consacré, les traits se tirent, les yeux se cernent ; elle est manifestement épuisée, et pour peu que l'effort se prolonge, alors commence une exacerbation des douleurs qui la prive de sommeil pendant une ou plusieurs nuits et s'abaisse lentement par le repos prolongé. On a essayé inutilement l'électricité contre l'insomnie.

La malaxation des tissus fémoraux, fessiers, lombaires, abdominaux, surtout autour de l'ombilic et aux plis inguinaux, est douloureuse. Ils sont empâtés et on y perçoit des noyaux profonds. On en trouve également dans la région mammaire et présternale. Essoufflement facile. En un mot c'est une cellulitique.

Le sillon inter-fessier est eczémateux, comme les grandes lèvres, leurs replis, et le pourtour de l'anus. Cet eczéma est suintant. De plus, un liquide blanc ou verdâtre, coule du vagin. Au fond de celui-ci existe une bride indolore. L'utérus ressemble, col et corps, à celui d'une lapine privée des corps jaunes, c'est-à-dire de centres trophiques. Il est immobile.

En somme, il s'agit de renouveler pour cette malheureuse infirme un miracle que j'ai fait bien des fois, il s'agit de lui rendre la marche en supprimant la cellulite. Rien de plus simple en apparence. Je donne donc bon espoir à la malade et à son médecin, mais j'ajoute *que les opérations subies peuvent compliquer le traitement.* Depuis vingt ans, c'est seulement la sixième malade que je soigne en pareilles conditions. Sur les cinq autres, j'en ai guéri radicalement deux. J'ai amélioré la troisième et la quatrième. Echec complet pour la deuxième, l'insomnie exagérée par le massage rendant celui-ci inapplicable. Le pronostic, ajoutai-je, sera d'ailleurs mis au clair fort promptement.

Mme X..., demeurant à ma porte, je crois pouvoir tâter le terrain en la faisant venir. Elle n'avait que deux cours à traverser. Dès la troisième séance, elle arrive fourbue, privée de sommeil et annonçant une crise. J'ordonne un repos complet jusqu'au retour du sommeil, ce qui exige huit jours environ et je me rends chez la malade.

Les trois premières séances n'ont pas les inconvénients des précédentes parce que la malade garde le lit, mais elles ne sont suivies d'aucune des sensations que je considère comme un heureux présage. Je deviens pessimiste et je fais savoir au médecin que le pronostic s'annonce défavorable. Je ne le cache pas à la malade après une quinzaine de séances qu'aucun progrès n'accompagne et je ne persévère à la traiter que sur ses instances et celles du Dr L...

Je la soigne trois mois. Je m'ingénie de toutes les façons. Je commence par le massage du ventre seul, séances très courtes. Aucun effet général. J'essaie sans conviction d'y joindre la malaxation directe de la cellulite générale fessière, lombaire ; puis je reviens au massage du ventre seul. Gymnastique très restreinte.

Vers la sixième semaine, j'ai une lueur d'espoir. Le visage est meilleur, les pertes vaginales sont supprimées, l'eczéma tend à disparaître, l'essoufflement a cédé à quelques malaxations présternales, l'utérus est relativement mobile et, chose curieuse, mieux nourri, mais tout cela est secondaire ; c'est la locomotion qu'il faut obtenir et la plus petite tentative — cinquante pas à peine — réveille les tiraillement lombaires et fémoraux et les douleurs du bas-ventre. Une de ces tentatives plus prolongée, par nécessité, est suivie d'exaspération et d'insomnie. Il faut, à mon vif regret, abandonner le traitement. J'avais eu médiocre confiance, du jour où je constatai que la malade ne supportait pas de venir chez moi. Trois semaines plus tard, voyant qu'elle ne pouvait se tenir debout plus de trois minutes, j'avais prédit l'insuccès et persévéré parce qu'on me le demandait, et qu'un vague espoir, né d'une grande pitié, me restait. S'acharner eut été contraire au simple bon sens.

Pourquoi cet échec ?

Est-il définitif ?

C'est ce que je me propose d'étudier ici.

Voilà une malade eczémateuse et adénopathique dont le système nerveux est profondément atteint, sans qu'on puisse faire rentrer cette névrose dans une classification quelconque, car rien, ni dans les symptômes physiques ni dans la mentalité n'autorise à la qualifier de neurasthénique ni d'hystérique. Cette malade est une cellulitique méconnue. Le diagnostic ne fait aucun doute. Cette cellulite a été créée d'abord par une déviation utérine traitée par de déplorables procédés, les pessaires et les opérations, dont les résultats ont été l'aggravation, quelques semaines ou quelques mois plus tard. Tout cela n'est pas bien extraordinaire. Entr'autres observations de cellulitiques méconnues et opérées, j'en possède une de Ziegenspeck, qui m'a été communiquée par Wetterwald, observation intéressante parce qu'elle a fait réfléchir ce chirurgien sur le danger ou l'inconvénient des interventions offensives chez « certaines » malades. Je dis certaines, car Ziegenspeck ne connaît pas ou ne connaissait pas alors la cellulite. Il se demande s'il n'aurait pas mieux fait d'employer seulement le massage, seul traitement par lequel sa malade avait été améliorée, à deux ou trois reprises.

La grande différence qui sépare mes diverses observations de cellulitiques méconnues et notamment celle de Ziegenspeck, du cas relaté ici, c'est que le massage, traitement héroïque, a échoué dans mon cas, quel que fût le procédé, quelle que fut la main. Massait-on légèrement ? Les effets généraux étaient nuls ; les effets locaux insignifiants. Massait-on fort ? L'épuisement et l'insomnie, pire ennemi du massage, succédaient et duraient parfois plusieurs jours.

Accuserai-je de pareilles conséquences, les opérations multiples, les brides cicatricielles, les adhérences, la sclérose, l'insuffisance ovarienne suite de castration totale ? Sans doute elles font obstacle ; mais j'ai amélioré et même guéri des femmes en apparence privées de la totalité des ovaires. Ni les opérations, ni les cicatrices, ni les brides fibreuses, ni la sclérose ne suffisent, à mon sens, pour expliquer l'échec radical.

J'attribue cet échec à l'*absence du réflexe dynamogène*.

Le réflexe dynamogène est plus ou moins intense suivant les sujets.

J'ai signalé dans la thèse de Romano, le fait d'une chienne réfractaire au massage. Le manomètre restait immobile. Par contre, je cite un autre animal d'espèce semblable chez lequel le massage de l'intestin détermina une ascension de neuf centimètres, de la colonne mercurielle.

Comme les animaux, les femmes soumises au massage du ventre, réagissent plus ou moins suivant l'intensité de leur réflexe.

Pour ce qui concerne les effets plus ou moins puissants de ce choc en retour du massage abdomino-pelvien, on peut diviser nos malades en quatre catégories.

Première catégorie. — Malades qui, dès les premières séances se sentent améliorées et donnent la preuve de cette amélioration par l'allure de la marche, la coloration du visage, une sorte de rajeunissement. Cela avant toute modification locale nette. C'est par de tels cas que les médecins devenus apôtres de la méthode kinésique en gynécologie ont eu la chance de commencer.

Deuxième catégorie. — Malades dont l'état général ne s'améliore qu'après cinq ou six semaines. L'état local s'est déjà nettement modifié.

Troisième catégorie. — Malades dont le réflexe dynamogène est très peu impressionnable. Cette catégorie est assez nombreuse et il importe de ne pas débuter dans le massage gynécologique par un de ses représentants. On est vite dégoûté.

Quatrième catégorie. — Malades qui n'ont pas de réflexe dynamogène. Je les crois rares. Résultats généraux nuls. Résultats locaux insignifiants.

Peut-on, lors d'un premier examen, jauger le réflexe dynamogène ? Oui ; dans une certaine mesure. Les malades qui se sentent calmées et éprouvent une sensation de bien-être après une malaxation rapide des épaules suivie d'une vibration le long de la colonne vertébrale, ou après des exercices passifs qui ne sont pas contre indiqués par les lésions locales, tels que la circumduction des cuisses et celle des pieds, ou le roulement des muscles parfaitement flasques, ont d'ordinaire un réflexe qui ne demande qu'à être mis en jeu.

Mme X..., qui a motivé notre communication n'a jamais éprouvé de sensation de bien-être à la suite des massages les plus calmants. Un jour elle essaya de reproduire elle-même sur l'institutrice de sa fille, l'un de ces massages dont l'échec sur elle me désespérait. *« Je n'éprouve rien de ce que je devrais éprouver suivant le Docteur,* « dit-elle après son essai, » *et vous, sentez-vous quelque chose ? »* La réponse fut : « Ça repose, ça détend ». Et le massage n'était certes pas pratiqué par une main experte.

Cependant, il ne faut pas trop se fier à cette expérimentation et porter de prime-saut un jugement définitif. On s'exposerait à des mécomptes et on priverait quelques malades d'un traitement qui peut les soulager ou les guérir. Des résistances involontaires faute d'accoutumance, une hypertension nerveuse momentanée et surtout une mauvaise méthode peuvent placer la malade dans de telles conditions, que l'expérience échoue quoique le réflexe existe et soit seulement annihilé momentanément par ces résistances et cette hypertension.

Mieux vaut se fier à l'ensemble des sensations éprouvées et aux effets produits par les séances, à leur issue et dans la journée qui suit. Depuis vingt ans, j'enseigne à s'enquérir quotidiennement auprès de la malade au moins pendant le premier mois. D'ordinaire le bien-être suit la séance et à ce bien-être succède un petit malaise local ou général. C'est la réaction inévitable. Elle est de règle et n'arrête pas le progrès.

Aucun des effets du réflexe n'a été constaté chez Mme X...

N° 4.

STAPFER

Danger des explorations instrumentales.

(*Société de Kinésithérapie* 1909 ?) Résumé.

Une femme, qui avait un gros ventre, sans plus, *pas même l'ombre d'un malaise,* m'ayant consulté, je l'adressai après examen au chirurgien N... avec cette note : « Kyste ovarien dont les parois paraissent *minces.* » N... hésitant entre un fibrome et mon diagnostic, cathétérisa l'utérus pour voir si la cavité était agrandie. Quelques heures après cette exploration, la femme eut un petit écoulement sanguin passager. Alors les douleurs parurent. Pour la première fois le kyste se révélait autrement que par le volume abdominal. Je me rencontrai le jour de l'opération avec N... Je n'avais pas revu la malade depuis mon examen. Le ventre sans forme, s'étalait comme celui des batraciens et fluctuait. Le kyste était rompu.

De l'hystérométrie étaient nés les malaises signes d'une congestion fruste que n'avait pu arrêter la soustraction sanguine trop promptement tarie. Le kyste sécréta, et ses parois sans résistance causèrent la rupture.

N° 5.

WINIWARTER

Digitale des doigts. — Bon et mauvais masseur.

(Cité et traduit par Petit. Le massage par le médecin.
Paris, Coccoz, 1885 (p. 154).

Une femme de soixante-dix-neuf ans était atteinte d'un kyste à l'ovaire gauche, assez rapidement développé. Huit mois après le début de l'affection elle se confia à Chrobak. Emaciation extrême, dyspnée, constipation, anurie. Malade pliée en deux, ne pouvant rester ni couchée, ni levée. Circonférence abdominale = 144 centimètres. Ovariotomie impraticable. Cinq ponctions successives du 21 avril au 15 décembre 1877. Etat général toujours pire. On craint une issue fatale.

En novembre 1887, Winiwarter qui traitait la malade avec Chrobak pratique le massage des membres inférieurs et de l'abdomen envahis par l'œdème.

Augmentation surprenante de la diurèse. L'œdème et les douleurs disparaissent. Encouragé, Winiwarter entreprend le massage de tout l'abdomen après la dernière ponction. Du 21 Janvier au 30 Septembre 1878, traitement presque quotidien. Durée du massage = dix à quinze minutes. Pendant ce temps, aucune ponction ne fut nécessaire. Avant la dernière, le ventre mesurait 156 centimètres ; 136 centimètres au début du traitement 117 centimètres le 20 Juillet 1878, soit 20 centimètres de diminution.

La sécrétion urinaire s'était élevée d'un demi-litre en vingt-quatre heures à 3 et même 3 litres et demi. Les forces renaissaient, la digestion était active, l'appétit revenu. Toujours assoupie jadis, et incapable même de converser, la malade recouvrait vigueur et goût pour la vie. La taille redressée ; elle se promenait sans canne.

Winiwarter ayant abandonné le massage à une infirmière exercée, le kyste après trois semaines augmenta, la sécrétion urinaire diminua, la dyspepsie et la constipation reparurent et la malade qui souffrait violemment ne put faire un pas.

Winiwarter reprit le massage. *Après la première séance*, l'urine quadrupla, les douleurs s'évanouirent, et le kyste reprit ses anciennes dimensions.

Nous avons observé un fait analogue sur une femme atteinte d'un gros kyste ovarien d'après Bouilly (Stapfer).

N° 6.

STAPFER

(Lettre ouverte au professeur Pozzi.)

Ce qui manque à l'enseignement de la gynécologie.

> ... comme il condamne ces propositions en quelque lieu qu'elles soient, il les condamne dans Jansénius, si elles y sont.
>
> PASCAL.

Mon cher Pozzi,

Ce qui manque à vos cours, c'est l'enseignement de la Kinésithérapie gynécologique, science nouvelle dont on résume à tort la complexité par le terme : massage.

Cette lacune est énorme, parce que cette science constitue non seulement le plus efficace des moyens thérapeutiques dont le gynécologue dispose, mais aussi le plus puissant des moyens de diagnostic. Elle met à l'abri des interventions arbitraires et désastreuses.

Ce que j'ai timidement induit de mes premières observations en 1892, puis rigoureusement déduit de mes recherches physiologiques et cliniques en 1897 est aujourd'hui un fait : LA KINÉSITHÉRAPIE RENOUVELLE LA GYNÉCOLOGIE. Enseigner l'une sans l'autre équivaut à faire un cours de chirurgie générale où le professeur négligerait le drainage et l'asepsie, une leçon sur les fractures d'où seraient exclus les rayons X et le

massage, une leçon sur les affections broncho-pulmonaires
où l'auscultation et les révulsifs seraient passés sous silence,
une leçon sur les paralysies du mouvement où le professeur
ne parlerait ni de l'électro-diagnostic ni de l'électro-thérapie.

J'ai démontré cela et d'autres choses dans un livre qui
moisit chez l'éditeur et dans votre bibliothèque. Ce livre, en
effet, a un gros défaut au point de vue de la vulgarisation.
Foncièrement original, il n'est emprunté à personne, pas
même à l'inventeur du système, grand homme méconnu sans
lequel il n'existerait pas. Tantôt il choque par ses nouveautés
les préjugés d'école, tantôt il parait démodé, et faux, en res-
suscitant de vieilles idées. Aussi faut-il une grande ouverture
d'esprit et une certaine confiance dans la sincérité de l'auteur
pour l'accueillir sans scepticisme.

Voilà pourquoi je ne laisse pas perdre les occasions qui
me sont offertes d'emprunter aux sceptiques eux-mêmes la
démonstration de mes idées.

Vous avez été, mon cher Pozzi, à deux reprises, l'occasion
indirecte ou directe d'une belle démonstration de la valeur
diagnostique et thérapeutique de la kinésithérapie.

Voici la première en date :

En 1895, vous présentiez à la Société de chirurgie (*Bulletin
et Mémoires*, p. 52), des pièces anatomiques destinées à prouver le danger du massage gynécologique. Une seule voix (celle
d'un parent, hélas !) protesta. Si j'avais eu l'honneur de faire
partie de la savante société, je me serais respectueusement
permis de montrer que « *l'interprétation qui ne vous semblait pas douteuse* » ne tenait pas devant le plus élémentaire
examen critique. Vous dites en effet : « Le massage d'un
petit... et double *pyo*-salpinx... dans *lequel il n'y avait pas
de pus*, mais du sang *anciennement* épanché... *a provoqué
des hémorrhagies* intra-tubaires ».

Il me semble que ce pyo, qui était un hémato, n'avait pu être le siège d'hémorrhagie récente puisqu'il ne contenait que du sang ancien.

Vous ajoutez : « *Ce qui est plus grave, c'est que le massage a provoqué l'expression hors du pyo-salpinx d'une certaine quantité de pus qui s'est heureusement enkystée* ».

Il est déjà étrange que le pus refoulé mécaniquement par le masseur se soit enkysté au fur et à mesure qu'il tombait dans la cavité péritonéale ; mais il est plus extraordinaire que d'un pyo-salpinx qui ne contenait pas de pus, il soit sorti du pus.

Trop d'éléments manquent, mon cher Pozzi, à votre communication tendancielle pour qu'on puisse se prononcer sur le rôle joué par le massage, en admettant qu'il en ait joué un. Ce que je puis vous affirmer, c'est que les accidents aigus sont très rares au cours du massage et que même il en est maître d'ordinaire, mais à une condition, c'est qu'on pratique la kinésithérapie et non le massage seul, et surtout qu'on ait une bonne méthode de massage. BRANDT N'A PAS EU UN SEUL ACCIDENT MORTEL ET A EXERCÉ DURANT QUARANTE ANNÉES. Voilà qui est assez éloquent ; mais cela ne veut pas dire que je me porte garant de tous les masseurs, surtout des médecins qui se croient omniscients dès qu'ils ont en poche leur permis de chasse... pardon ! je voulais dire : diplôme.

C'est ce que je pensais en 1895 en lisant votre communication et, convaincu de l'innocuité d'une méthode faite de douceur et de graduation, je résolus d'en fournir la preuve en traitant une malade atteinte de pelvi-péritonite et en apparence inguérissable par la méthode kinésique. Voici le bilan pathologique de la malade choisie, avec son plein consentement, pour cette expérience : double infection : gonococcique après le mariage, puerpérale à la suite d'un accouchement datant de sept ou huit ans. Dès lors, accidents génitaux chroniques avec paroxysmes périodiques. Malade alitée; température oscillant entre 38° et 40°, nausées, ventre météorisé, vagin sec, brûlant, utérus collé contre la symphyse, confondu à gauche avec une tumeur du volume d'un gros poing ; seconde tumeur pâteuse dans le cul-de-sac postérieur.

Vous conviendrez, mon cher Pozzi, que je n'avais pas triché sur la gageure en faisant un aussi bon choix. J'aurais voulu ajouter encore à la dite gageure et prouver que l'innocuité du traitement ne tenait pas à ma virtuosité, mais à ma méthode, en confiant cette malade à un élève éprouvé. Il recula. J'étais d'ailleurs moi-même convaincu qu'au point de vue thérapeutique, j'échouerais, et la malade prévenue, attendait l'heure où je lui dirais : il faut appeler un chirurgien.

Voici comment le traitement fut institué : gymnastique décongestionnante. Roulement musculaire des bras et des jambes. Vibrations très douces sur le ventre, loin de la zone de pelvi-péritonite où l'on mit un sachet de glace, puis quand la douleur eut disparu, massage de cette zone. La fièvre tomba. Avant sa disparition complète, un sillon se forma entre la tumeur gauche et l'utérus. Une crête se dessina sur cette tumeur. C'était la trompe boursouflée.

L'innocuité du traitement était démontrée. De plus je savais que, grâce à la méthode et aussi à la prudence et la docilité de la malade, je n'aurais plus de poussée aiguë. *J'avais déjà à cette époque découvert les périodes critiques de la femme et précisé cliniquement leur rapport avec les poussées aiguës.* Je savais que le traitement entretiendrait la subacuité, même pendant les dites périodes. J'aurais donc pu affirmer à la femme que ses organes échapperaient au couteau si j'avais été certain que pendant la pelvi-péritonite aucune collection purulente importante ne s'était formée.

Or, si la tumeur annexée à l'utérus m'inquiétait peu à ce point de vue, même dans le cas où elle aurait dissimulé de petits foyers purulents, car ces petits foyers sont vraisemblablement résorbables ; si la trompe grosse comme une énorme sangsue ne m'effrayait pas non plus parce que j'en avais, à cette époque déjà, ramené de semblables au volume et à la forme physiologique, la tumeur postérieure me préoccupait.

Cette tumeur devenue rénitente, descendait, s'allongeait dans le cul-de-sac postérieur, se tendait. Elle devint fluctuante. J'appelai Nélaton. Il fut convenu qu'on commencerait par ouvrir le cul-de-sac postérieur, quitte à avoir recours ensuite à l'hystérectomie vaginale s'il le fallait.

La malade fut transportée rue d'Armaillé et l'opération fixée au surlendemain.

La veille, ayant touché, palpé et massé comme d'habitude je constatai *avec stupeur* que la tumeur postérieure était devenue flasque et refoulable. *C'était l'intestin* paralysé, prolabé et chargé de gaz que nous avions pris pour une poche fluctuante. Nélaton constata le fait, mais persuadé que je ne guérirais pas la malade, voulait opérer quand même et, cette fois, hystérectomiser. Nous convînmes d'attendre les événements; la malade quitta la maison de santé, le jour même, pour achever par la kinésithérapie une guérison qui fut radicale.

Vous le voyez, mon cher Pozzi, j'avais voulu démontrer l'innocuité de la méthode et j'avais obtenu, en outre, la plus admirable démonstration de sa valeur diagnostique.

De quelle importance était ce diagnostic ! Sans lui, le premier coup de bistouri aurait fendu l'intestin. Quant à la valeur thérapeutique, que puis-je vous offrir de plus beau ? Cette femme est peut-être accouchée depuis. Je n'en sais rien; elle est à l'étranger; mais j'ai traité depuis cette époque quelques cas aussi graves et la maternité a suivi la guérison.

Vous avez été, mon cher Pozzi, l'occasion indirecte de cette très belle cure kinésique. En voici une autre, à laquelle vous avez directement pris part.

Au milieu d'Octobre dernier, j'avais été appelé pour des accidents très sérieux auprès d'une jeune femme qui m'avait consulté, quelques mois auparavant, et chez laquelle j'avais constaté une petite rétrodéviation et de la neurasthénie très marquée.

Cette jeune femme, insuffisamment réglée depuis longtemps et aménorrhéique depuis deux mois environ, était prise périodiquement de violentes douleurs, parfois accompagnées de syncope. La dernière crise s'était compliquée de l'écoulement d'un peu de sang et de l'expulsion d'une partie de la muqueuse utérine. Pas de fièvre.

Par le toucher et le palper-massage délicatement pratiqués, on sentait l'utérus rétrodévié, gros, séparé par un sillon d'une tumeur gauche, dont le volume paraissait être celui d'une tête de fœtus à terme.

C'est le tableau classique de la grossesse extra-utérine. J'hésitais cependant, parce que la malade, nullipare, et dont les règles s'étaient graduellement réduites jusqu'à l'insignifiance avant la suppression, avait eu, plusieurs mois auparavant, des crises douloureuses avec exacerbations périodiques.

Il s'agissait donc peut-être du réveil d'un ancien foyer oophoro-salpingitique; mais la prudence conseillait de poser à ce sujet un simple point d'interrogation et de s'en tenir à l'idée de grossesse extra-utérine, car l'opération était la seule chance de salut si le kyste était en voie d'évolution.

Voici quel fut mon plan : traiter de suite la malade par la kinésithérapie, *de façon à avoir une quinzaine de séances avant la prochaine époque critique*. A cette époque, si la malade avait une crise de douleurs caractéristiques, à plus forte raison, si la tumeur avait grossi, la faire opérer. Si, au contraire, la crise ne se manifestait pas, si la tumeur ne grossissait pas, surtout si elle diminuait, le traitement pouvait être mené jusqu'au bout avec sécurité ; le diagnostic était fait ; il ne s'agissait que d'une grossesse extra-utérine rompue, ou même d'une cellulite volumineuse entée sur une ancienne oophoro-salpingite.

La malade entra dans la période critique au bout de douze jours et la franchit sans crise. Au point de vue général, il y avait un léger relèvement des forces. Au point de vue local, la tumeur avait toujours le même volume, la même consistance, mais elle s'était modifiée : on y délimitait la trompe, grosse, et boursouflée, couchée au voisinage de l'aîne droite, et non contractile.

A ce moment, malgré l'amélioration visible de la malade qui se levait et faisait, sur ma recommandation, quelques pas dans son appartement, la famille, alarmée de ce que je ne guérissais pas d'un coup de baguette, demanda votre avis.

Vous êtes venu. Vous avez écouté l'histoire de cette malade. Vous avez introduit le doigt dans le vagin. Vous avez senti quelque chose de gros et de mou et, ne retenant de tous les détails dans lesquels j'étais entré que ce qui était d'accord avec vos sensations, vous avez empaumé, avec cette rapidité prestigieuse à laquelle les concours et l'habitude des diagnostics en cinq minutes nous a tous formés, l'idée de grossesse extra-utérine rompue et déclaré qu'il y avait là un sac plein de caillots qu'on devait ouvrir.

L'opération, vous ai-je répondu, ne sera peut-être pas aussi simple. Il y a en avant, contre le ligament de Fallope, une trompe malade. On ne sait quel est l'état de l'ovaire ni même où il est. La tumeur n'est peut-être pas une poche, toute molle qu'elle soit encore. Vous pouvez être conduit même à une hystérectomie. Notre confrère Barth considère la malade comme une ancienne neurasthénique et les suites éloignées de la castration sont des plus graves en pareil cas. Puisque la malade est déjà un peu mieux, n'est-il pas sage de réserver la question de l'opération et de voir ce que la kinésithérapie pourrait donner encore au double point de vue du diagnostic et du traitement ?

Vous n'avez pas démordu de votre opinion chirurgicale. Vous avez promis à la malade — car nous discutions devant elle en toute liberté et courtoisie, je vous l'avais demandé — 10.000 francs pour une bonne œuvre si je la guérissais. Vous lui avez dit et même écrit, après la consultation, que si elle continuait mon traitement, la péritonite la guettait et qu'elle n'avait en somme que deux façons de guérir, l'opération qui la débarrasserait radicalement en trois semaines, ou l'immobilité absolue pendant de longs mois. « *Surtout ne bougez pas.* » Tel a été votre dernier mot quand nous sommes partis.

A cette recommandation, je suis resté bouche bée, car elle prouvait que si vous faisiez pratiquer à votre hôpital certaines manipulations dites massage, vous n'aviez pas réfléchi à l'étymologie du mot kinésithérapie.

Tout l'entourage de la malade était pour vous contre moi. Il y eut même une sorte de cénacle de confrères cherchant à peser sur la décision de cette malheureuse en faveur de l'opération. L'un d'eux me semble avoir résumé d'un mot ce que fut ce conciliabule au point de vue du sens critique : « *Nous condamnons Stapfer, mais nous ne connaissons pas sa méthode* ». La malade eut le bon sens de l'aveugle de l'Évangile : « *Je ne sais si cet homme est méchant, mais je sais que j'étais aveugle et que maintenant je vois* », et décida que, puisqu'elle se sentait mieux, elle continuerait le traitement qui l'avait améliorée.

Deux jours après la consultation, mon cher Pozzi, la trompe se contractait et tendait à reprendre sa forme et son volume. Elle se séparait de la tumeur contiguë qui, elle aussi, diminuait d'un bon tiers et durcissait. Une semaine plus tard, la malade que vous aviez condamnée à ne pas bouger sous peine de péritonite mortelle, venait chez moi chaque jour, à pied, le ventre souple, en pleine résolution. Nous étions en Décembre. Au milieu de Janvier, le bassin était libéré. De la tumeur grosse comme la tête d'un fœtus à terme, il restait un tout petit ovaire que fixaient à l'isthme utérin des adhérences très anciennes à en juger par leur solidité. C'est alors que X..., votre collègue, qui avait fait partie du conciliabule de médecins dont j'ai parlé plus haut, écrivit avec une parfaite bonne foi : « *Il faut avouer que Stapfer avait raison* ».

Vous aussi, vous avez écrit à la malade.

« *Je conçois l'orgueil de mon ami Stapfer. Le massage a peut-être* (sic) *fait quelque chose; mais rappelez-vous ce que je vous ai dit : vous avez deux moyens de guérir, l'opération et le repos absolu.* » Ah! pardon, cher ami, ce n'est pas l'expectation avec immobilité prolongée qui a guéri cette malade. C'est la kinésithérapie, c'est-à-dire le MOUVEMENT-MÉDICAMENT. L'immobilisation aurait achevé l'épuisement de l'état général, et l'opération, qui aurait fatalement abouti à l'hystérectomie, aurait mené cette neurasthénique où elle mène les neurasthéniques, au lit pour toujours, au tombeau ou au cabanon.

En conséquence vous devez 10.000 francs à une bonne œuvre.

Quelle bonne œuvre? A vous de décider; mais j'ai une idée à vous soumettre. La jeune Société de kinésithérapie, qui compte parmi ses présidents d'honneur MM. Marey, Lucas-Championnière et Lagrange a émis l'an dernier le vœu platonique que la gymnastique médicale et le massage fussent enseignés et mis en pratique dans nos Facultés et dans nos hôpitaux.

Il s'agit de l'ensemble de cette science, si vaste.

A vous, représentant officiel de la gynécologie française, reviendrait naturellement la partie gynécologique.

Pourquoi ne remettriez-vous pas les 10.000 francs à l'Assistance publique sous la condition d'annexer à votre hôpital un pavillon spécial QUI PRÉCÉDERAIT LA SALLE D'OPÉRATION pour bien montrer qu'aucune femme ne doit être opérée sans que la kinésithérapie se soit déclarée impuissante?

Là on ferait de bonne besogne. On éclairerait les diagnostics. On enseignerait et on pratiquerait non pas le massage seul, non pas surtout le massage tel que le conçoivent la plupart des médecins et qui consiste à frotter, pousser, tirer et pétrir, mais la kinésithérapie, c'est-à-dire la science du MOUVEMENT-MÉDICAMENT.

Par la fondation de cette annexe, mon cher Pozzi, non seulement vous acquitterez loyalement votre dette, mais vous gagnerez un titre. Vous remettrez la chirurgie gynécologique à la place très utile qu'elle doit occuper surtout entre des mains comme les vôtres, et aussi à la place très restreinte d'où elle n'aurait jamais dû sortir. Alors vous serez un des plus utiles collaborateurs de la repopulation. Ce titre à la reconnaissance publique ne se met pas sur les faire-part, mais il a son prix.

STAPFER.

P.-S. — Votre malade, trois mois après le traitement, en revenant de Suisse, avait gagné 7 kil. 500.

H. S.

Mars 1903.

Votre malade est toujours en excellent état, sans retour au traitement... et il y a neuf ans !

H. S.

Mars 1912.

N° 7.

STAPFER

Malséante réputation du Massage.

Le doyen nous accorda sans peine l'utile sacrement d'une mission honorifique, mais conseilla d'en modifier les termes. Au lieu de « *Massage gynécologique,* » on mit : « *Étude des méthodes Suédoises d'obstétrique et de gynécologie* ».

Pourquoi cette substitution ?

Parce que le massage gynécologique avait malséante réputation.

Samuel Janson qui réagit au XVII° siècle contre la fausse pudeur des Hollandaises parvint à leur faire accepter les accoucheurs, avec les précautions suivantes : on perçait un grand drap ou on le nouait de façon que la tête du médecin passât par l'ouverture. Avec le drap on recouvrait le corps de la femme et celui de l'opérateur. Emergeait seule de cette blancheur sa perruque et son visage. Il travaillait dans le noir[1].

Sans tant de cérémonie nous sommes aussi pudiques que Samuel Janson. Nous ne découvrons les femmes que par nécessité. Nos doigts sont nos yeux. Quant à l'excitation géni-

[1] Witkowski: *Accoucheurs célèbres*, fig.

tale, depuis que nous exerçons la médecine nous avons dû mettre 25000 fois environ le doigt dans le vagin et n'avons rencontré que deux érotomanes manifestes dès la simple exploration, avant tout massage.

Le massage en guérissant certaines malheureuses que l'approche de l'homme fait souffrir, ou dégoûte ou laisse indifférentes, rend la vie conjugale possible. Voilà son influence excitatrice. Est-il plus grand bienfait familial et social ?

MM. Labadie, Lagravè et Legueu disent dans leur compte rendu, très attentif de mon Traité : « *On* a vu à la suite de massage, des crises de nymphomanie furieuse. » Il est fâcheux que ce fait extraordinaire ne soit pas étayé par une relation complète.

Monsieur *On*, monsieur *Nous*, et *Certains* auteurs fréquentent trop nos meilleurs ouvrages.

N° 8.

CANU

Résultats thérapeutiques de la castration chez la femme.

Conséquences sociales et abus de cette opération. — Ollier Henry, Paris 1897.

« La castration paraît bien être le facteur principal de la « diminution des naissances en France. Dans les grandes « villes d'Allemagne, d'Angleterre les excédents diminuent « avec rapidité mais on n'y absorbe encore que les bénéfices « réalisés tandis que nous, nous allons droit à la faillite « (1897).

« MM. les *Registrars* généraux de l'Ecosse et de Manches- « ter ont eu l'obligeance de nous envoyer les tableaux ci- « annexés (p. 135 de l'ouvrage). La diminution des naissances

« dans la capitale de l'Ecosse commence en 1880, au moment
« où la castration de la femme y est devenue une opération
« banale et à Manchester en 1879.... La diminution des nais-
« sances débute en France plus tard qu'en Angleterre pour
« cette raison que la castration de la femme est une opéra-
« opération d'origine anglaise... La différence de date se
« répète partout, elle confirme singulièrement notre opi-
« nion. De 1879 à 1893 les naissances à Berlin sont tombées
« de 42,98 à 30,66 pour 1000 (p. 156).

« A Paris et ailleurs la natalité avait été croissante jusqu'à
« la fin de 1883, époque ou la castration de la femme y est
« devenue une opération trop commune. A partir de 1884
« les naissances baissent malgré l'augmentation de la popu-
« lation... De 1891 à 1895 elles baissent de 12,5 p. 100 et en
« 1895 de 16, 1 p. 100... (p. 136)... On a châtré dans Paris,
« depuis 15 ans, 30 à 40 000 femmes en pleine période de
« ponte ovulaire. Dans notre quartier, grâce à l'hôpital
« Broca, nous en trouvons jusqu'à trois par maison..., on
« châtre partout... Il y a en France (1897) environ
« 500 000 femmes sans ovaires... (p. 127).

« Nous regrettons que le directeur de l'Assistance publique
« n'ait pas cru devoir nous fournir les renseignements pré-
« cis que nous avions sollicités... Comme fonctionnaire et
« comme patriote, depuis longtemps déjà, il aurait dû saisir
« des faits le Conseil municipal... (p. 140).

« Le déficit formidable que nous constatons serre le cœur
« de tout Français patriote... (p. 138).

« A Reims, les naissances ont baissé de 3,126 à 2,723 quoi-
« que la population ait monté de 93,823 à 107,107. C'est à
« partir de 1883 que la diminution progresse... (p. 136).

« A Nancy la natalité diminue beaucoup moins parce que
« l'élément israélite nombreux considère la castration comme

« déshonorante… de même à Paris à l'hopital de la rue Picpus
« on n'a pas fait une castration depuis trois ans (1897),
« tandis que dans les hôpitaux de l'Assistance publique, 2
« à 3 000 femmes chaque année perdent leur fonction
« reproductrice. Ainsi à Nancy pour une population qui
« passe de 73,225 à 95,148 la diminution moyenne des nais-
« sances pour la période de 1891 à 1896 est de 7, 7 p. 100 et
« seulement de 6,7 p. 100 en 1895… (p. 137).

« Partout en France c'est vers 1884 que la natalité
« faiblit… (Ibid). »

STAPFER

Depuis le travail du Dr Canu, les castrations se sont mul-
tipliées. A quel total de femme dépossédées, inutiles, miséra-
bles ou mortes, arriverait-on aujourd'hui? Des centres d'abat-
tages se sont créés en province mais Paris fait peut-être
prime. Parmi les chirurgiens qui ont protesté à cause de Verneuil vivant (Discours de Grenoble 1885), combien ont repris
le cours de leurs exploits, Verneuil mort? « *Operation is
money* » disait Verneuil attaquant de front « *le succès opératoire*». Que dirait-il aujourd'hui? »

Riche en statistique, riche en observations, documents
avant la lettre de l'insuffisance ovarienne, car le mot (Jayle)
n'était pas alors créé, l'ouvrage de M. Canu renferme quelques
appréciations gynécologiques dont le temps à démontré la jus-
tesse. Nous en citerons deux. La première universellement
admise aujourd'hui par les médecins expérimentés est encore
trop souvent méconnue. La seconde très ignorée n'est pas
moins exacte. Le curettage à cause de l'inflammation possible
des annexes n'est (dans des cas trop nombreux) qu'un excellent moyen de fournir deux opérations ultérieures, l'ablation
des ovaires et des trompes et l'hystérectomie (p. 179).

L'ablation d'un seul ovaire a pour conséquence le surmenage fonctionnel de l'ovaire conservé qui se congestionne et devient pathologique (Ibid).

Rogner le col de femme jeunes, substituer du tissu cicatriciel au tissu élastique seul capable de dilatation, exposer ainsi les parturientes à une déchirure mortelle, gratter la muqueuse utérine pour désinfecter la salpingienne, fixer un organe que la nature a fait mobile, etc., etc., quelles conceptions !!

N° 9

STAPFER

Traitement de la Métro-salpingite.

Fragment d'une leçon clinique professée à l'hôpital Baudeloque
(Ind. Bibl. Stapfer : i).

« ..... Je termine par une leçon de choses, en traitant ici la malade que je vous présente. A la voir aujourd'hui, marchant aisément, le regard animé, le visage déjà coloré, soignée sur sa personne, vous ne vous douteriez pas qu'elle entrait il y a un mois à la salle de kinésithérapie courbée en deux, mettant avec peine un pied devant l'autre, soutenue par l'infirmière, le visage défait, les yeux battus et ternes, les vêtements négligés, offrant enfin l'image de la misère physique et du découragement. Un de mes élèves étrangers, interne d'un hôpital voisin, M. Naggar, peu familiarisé encore avec le traitement, mais habitué aux explorations gynécologiques, jugea qu'elle n'était pas pour nous, mais pour le chirurgien. Je l'examinai à mon tour. « *Vous avez peut-être raison*, lui dis-je, *mais je n'en suis pas certain. J'ai guéri des cas semblables. Un peu de traitement nous éclairera et aura toujours l'avantage, si votre opinion se fonde, de diminuer les infiltrations locales, de mobiliser les*

*organes, de remonter l'état général, bref, de faciliter l'in-
tervention,* » — Il s'agissait d'une double tumeur annexielle
ou péri-annexielle de notable volume. La malade en sortant
alla trouver le professeur Pinard et le Dr Segond à qui elle
était particulièrement recommandée. Le professeur Pinard
pensa que l'hystérectomie s'imposerait. Le Dr Segond pro-
posa de l'exécuter le surlendemain. Le mari opposa son veto.
La malade revint donc à M. Naggar. Je tenais à la lui confier.

La malade arrive des Buttes Chaumont chaque matin,
sans manquer, sauf le dimanche, et cette assiduité durera
en tout trois; ou quatre mois, c'est essentiel. Elle doit marcher
dix minutes avant la séance et autant après. Elle a toute
liberté de vaquer à ses affaires, à condition de ne pas prolonger longtemps la même occupation dans une attitude
invariable ; et notez qu'elle a soigné pendant quinze jours
ses enfants gravement malades. Elle a supporté cette grosse
fatigue.

A son entrée dans la salle de kinésithérapie, elle se repose
un moment, puis ayant dénoué ses jupes et dégrafé corsage et
corset, elle s'assied sur un tabouret, incline le corps en avant,
et inspire en allongeant ses membres supérieurs que je saisis.
Sans modifier l'attitude inclinée du corps, elle fléchit les bras
et porte les coudes en dehors et en arrière. Je résiste dans
la juste mesure des forces de la malade. *Pas de fatigue. Pas
d'essoufflement.* Le mouvement doit être doux, exempt de
secousses, élastique, et pratiqué pendant l'expiration. Je le
fais répéter quatre fois. C'est assez. Le but de cet exercice est
de modérer l'afflux du sang vers le bassin. La mise en jeu
des masses musculaires dorsales décongestionne le ventre. La
durée de cette gymnastique est à peine de deux minutes.

Le massage lui succède. Vous voyez la malade commodé-
ment installée sur une banquette, la tête un peu relevée, les

cuisses fléchies sur le bassin, et les jambes fléchies sur les cuisses ; les poings fermés sont sous le siège qu'ils soulèvent. Je me lave les mains. Je graisse l'index gauche, le pouce et le bord radial du médius. Je m'installe à mon aise sur un tabouret contre la banquette. Sans découvrir la malade, je passe mon avant-bras sous sa cuisse gauche, et j'introduis l'index dans le vagin. Mon pouce occupe le pli inguinal. Il a été graissé pour pénétrer au besoin dans le vagin, opération que je n'ai pas à faire sur cette malade. Les autres doigts embrassent dans leur concavité la convexité de la fesse gauche. Ils ne sont donc pas fléchis dans la paume suivant l'habitude générale. C'est la position de Brandt qui était aussi celle de Lisfranc.

Me voici installé. La pulpe de mon index se promènera de la face antérieure du col aux culs-de-sac latéraux droit et gauche, explorant, soupesant l'utérus et les organes lésés, appréciant leur volume et leur mobilité, mais SANS COMPRESSION. Pendant ce temps ma main droite libre, que vous voyez tous, déprimant sans force la sangle abdominale et les viscères, exercera à droite et à gauche, du côté qu'occupe l'index vaginal, des frictions circulaires exécutées avec les pulpes digitales, frictions brèves, entrecoupées de pauses et de vibrations pour lesquelles je me servirai de la paume. Je me garderai DE TOUTE COMPRESSION ; je manœuvrerai AUTOUR DES LÉSIONS.

Je commence. Voici ce que je sens : l'utérus médian, antéfléchi, mou et immobile. A droite, est une tumeur mollasse, délimitable, mais uniforme, grosse comme un poing de femme. Il y a un mois, elle avait le double de ce volume et une consistance ferme. Le cul-de-sac postérieur était envahi. A gauche et en avant près du pli inguinal, on trouve une chaîne ganglionnaire. Sont-ce bien des ganglions ? Ne serait-ce pas la trompe ? Je le saurai dans quelque temps. Pour le moment, je crois qu'elle est derrière cette chaîne. Je perçois là une grosse corde œdémateuse délimitable et en arrière une infiltration diffuse[1].

Je continue. Voici ce que je sens : l'utérus est mobilisé. Mobilité relative. La tumeur droite a la même consistance que tout à l'heure, mais son volume est moindre et sa forme est changée. On la dirait formée d'un gros tube. A gauche, l'infiltration est moindre. Je pose la main à plat sur le ventre ; j'exécute une série de très légères pressions, avec ou sans vibration et je constate que le contenu de ce ventre tremblote comme une gelée.

C'est assez. Je m'arrête. Je me garde d'en faire davantage. Plus tard ; dans un nombre de jours indéterminés, quand les œdèmes séreux et plastiques auront disparu ou tout au moins laisseront à découvert les organes génitaux, j'apprécierai les lésions primitives et traiterai individuellement les organes. Je termine ce massage si court — trois minutes à peine — et si prompt dans ses effets, par la manœuvre suivante exécutée avec l'index gauche seul, que j'introduis dans le rectum, encore un peu sensible, jadis très douloureux. Je le dilate doucement, puis j'effleure de bas en haut les parois pelviennes avec la pulpe et sans déployer plus de force « *qu'il n'en faut pour écrire sur la buée d'une vitre,* » disait Brandt.

A présent nous passons à un nouvel exercice gymnastique le plus important de tous, décongestionnant par excellence, grâce auquel les dernières règles de cette ménorrhagique affaiblie par les soustractions sanguines ont duré quatre jours au lieu de huit ou dix.

---

1. La suite des événements a montré que les ganglions disparaissaient. se transformant en un cordon continu. C'était donc la trompe qui, noueuse, donnait le change. La corde postérieure était un pli œdémateux du ligament, large, qui a disparu.

Pieds joints, arcboutée sur les talons, la nuque et les épaules, comme pour recevoir un bassin sous le siège et conservant cette attitude, la malade écarte les genoux. Je lui résiste, proportionnant toujours ma résistance à ses forces. Puis je rapproche les genoux et c'est elle qui résiste. Les masses musculaires dorsales et pelvi-trochantériennes sont mises en jeu. Un troisième et dernier exercice gymnastique, celui-là respiratoire, passif, mouvement de détente et qui active les combustions, achève la séance qui a duré dix minutes à peine. Si j'ai bien opéré, la malade rentrera chez elle alerte et légère. Les malaises n'apparaîtront qu'à la fin de la journée, s'ils apparaissent. C'est-là, Messieurs, une chose capitale. Aucune malade ne doit souffrir à l'issue de la séance. Si le massage est douloureux, ce qui arrive dans le seul cas de panniculite et de myo-cellulite du plancher pelvien, la douleur doit s'évanouir dès que les manœuvres cessent et le bien-être persister pendant deux ou trois heures. Par exception, j'admets qu'après les premières séances la malade souffre, si vous tâtonnez, incertain de la dose qui sera supportée ; mais si les séances se succèdent laissant après elles la douleur et l'exaspération du système nerveux, abandonnez cette malade, car de deux choses l'une, ou vous ne savez pas conduire le traitement, ou vous avez à faire à un cas rebelle. Ayez au début la main légère, procédez homéopathiquement. Quoique la guérison de cette malade ne soit pas encore acquise, je ne crois pas beaucoup m'aventurer en disant qu'elle le sera dans la suite, pour toujours peut-être, pour longtemps en tout cas, et qui sait si une grossesse ne démontrera pas l'excellence de notre œuvre ? Mais ne préjugeons rien. Pour le moment, considérez ce qui est acquis et ne l'oubliez pas : cette malade pouvait à peine marcher il y a cinq ou six semaines, aujourd'hui elle chemine d'un pas vif ; elle était sujette à des hémorrhagies, elle ne perd plus ; elle était à bout de forces, elle vient de veiller pendant quinze jours ses enfants malades ; elle était incapable de travail suivi, elle vaque à ses occupations ; elle avait deux tumeurs en apparence inguérissables, ces deux tumeurs sont en pleine résolution ; on voulait l'hystérectomiser d'urgence, et qui donc aujourd'hui, en la voyant, conseillerait encore pareille intervention ? Ces beaux résultats ont été obtenus non par moi, mais par une main encore inexpérimentée [1].

. . . .

L'heure viendra certainement, mais alors je serai mort — sans fleurs ni couronnes — où la kinésithérapie sera enseignée à la Faculté. Quand ? Je ne sais. En attendant, le jour où votre conscience sentira le poids des responsabilités, et où vous devrez faire choix d'un traitement gynécologique, souvenez vous de ce que je vous ai montré dans cette leçon. Remettez-vous à l'école. Il n'est jamais trop tard. Je m'y suis bien remis, moi, à quarante-cinq ans, et je n'avais personne pour m'enseigner ce que je viens de vous apprendre.

..... 1. État actuel de la malade : utérus petit, infléchi, encore trop mou ; bassin complètement libre ; trompes lisses, minces, imperceptibles même, en dehors des molimens (1898).

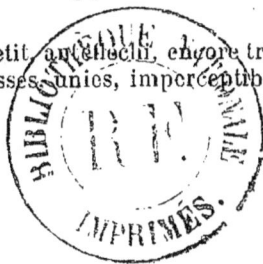

CINQUIÈME PARTIE

INDEX BIBLIOGRAPHIQUE

GYMNASTIQUE ET MASSAGE GYNÉCOLOGIQUES
1865-1912

A

Arendt Eugen. — *Die Behandlung des Frauenkrankheiten nach Th. Brandt*. Berlin. Klin. Woch. 1890, 1-2-3. — *The Treatment of uterine affections, by massage*. Words M. et. S. Monog, n° 7, 1890, VIII, 257-267.

Asp. — *Om Lifmoder Massage*. Helsingfors. Nord Med. Arch. B,d X. n° 22. Virchow's, Jahres, 1876.

Auvard. — *Passim* et voyez **Leder**.

B

Batuaud. — Voyez **Chéron**.

Barsony. — *Behandl. des Gebärmutter vorfalls*. Centralblatt für Gynak, 1889, éd. 57.

Benevolenskij. — *Un cas de prolapsus utérin guéri par le massage*. Rev. méd. russe, 1889, p. 902

Berczeller Emerich. — *Die Behand. einiger Erkrankungen der Weiblichen sexualorganen, nach Thure Brandt*, Pester Med. Chir. Presse, 1889, p. 535.

Berczeller Jules. — *Die Behand*, etc. Pester Med. Chir. Presse, 1889, p. 1273.

Berger Walter. — *Massage*. Schmidt's Jahrbücher, 1875, Liv. CLXVI, p. 158.

Berghmann et Helleday. — Voyez trad. in **Norström, a**.

Beuttner. — *Beitrage zur Gyn. Untersuch. und massage etc.*, Wien Med. Presse, 1889,X L 1249.

Bloch. — **a**. *Trait. de mal. des femmes par le massage et la gymn.* Indépendance Médicale, 1898.

b. *Etude clinique sur la cause la plus fréquente et la moins connue des rétrodév. et des douleurs qu'elles engendrent.* Thèse. Paris, 1899.

c. *Kinésithérapie des rétrodéviations.* Revue de Cinésie, Av. 1901.,

d. *Traitement kinésique des hémorrhagies ut. annex.* Progrès médical, mars 1902.

e. *Peut-on, doit-on masser les annexites ?* Progrès Médical ?

f. *Prurit vulvaire guéri par le traitement kinésique.* Revue de Cinésie, 1905.

g, *A Propos du traitement des hémorrhagies utérines par la kinésith.* Société de Kinés., 1907.

h. *Emploi de la kin. dans le trait. des salpingites.* Revue de Cinésie, 1908.

i. *Considérations sur l'emploi de la kinésithérapie en gynéc.* Gaz. Méd. de Paris, 1909.

Bol l Hermann Joh. — *Fixation of the uterus.* N.-Y Amer. Journ. of. Oust., 1889, p. 280. — *The Manuel treatment in gyn.* Ibid. p. 172.

Boriakowskij. — *Le massage en gyn.* Vratsch., 1889, p. 40. IIIᵉ Congrès de Méd. Slaves (Pétersbourg).

Bourcart. — **a**. Voyez **Jentzer**. — **b**. *Affections utérines traitées par les vibrations mécaniques rapides.* Annales de Gyn. Paris. 1895, t. I. p. 475. — **c**. *Traité de Gymnastique Suédoise de* WIDE. Trad. et Add. Genève et Paris, Alcan. — **d**. *Kin. Gyn. in.* Bibliothèque de Gilbert et Carnot, 1909. Baillière et fils. — **e**. *Massage vibratoire manuel dans les appendicites.* Rev. Méd. de la Suisse Romande, 20 oct., 1906.

Boyadyian. — Voyez **Vulliet**.

Bralant. — **a**. *Méthode Brandt-Stapfer*, Paris, 1901.

b. *Gros œdème Oophoro salpingien.* Soc. de Kinésith., 22 février 1901.

c. *Hémostase dans les fibrómes.* Soc. de Kinésith., 20 déc. 1901.

d. *Pseudo-métrite.* Soc. de Kinésith., 21 oct. 1904.

e. *Fibrómes et Kinésith.* Soc de Kinésith., 17 fév. 1905.

f. *Œdèmes annexiels.* Congrès de Physioth. des Méd. de langue française, 1908.

g. *Trois cent-neuf observations.* Congrès de Phys. des Méd. de l. fr., 1910.

h. *Fibróme et Kinésith.* Congrès de Phys. des Méd. de l. fr., 1911.

Brandt-Thure. — **a**. *Om uterinlidanden och Prolapser.* Stockhlom, 1864.

b. *Rapport* à la Soc. Méd. de Vertrogothie et de Smaland, août 1866.

c. *Nouvelle méthode gymnétique et magnétique pour le traitement des maladies des organes du bassin et principalement des* *affections utérines.* Avec trois illustrations. Paris, Joel Cherbuliez, 1868.

d. *Die Bewegunscur, als Heimittel gegen Weibliche Sogen. Unterleibsleiden und prolaps.* Stockholm, 1880.

e. *Gymnastiken sasom botmedel mot quinliga underlifssjukdomar, jemte stroda antekningar i allmän sjukgymnastik.* Stockholm. Albert Bonnier, 1884. **Resch** trad. 1888.

f. *Behandlung Weiblicher Geschlechtskrankheiten.* Mit 37 Abbildungen im texte. Berlin II. Kornfeld 1891. — 2° éd., 1893. Trad. **Stapfer** et **Ellen von Sneidern.**

Braun von Fernwald. — *Klinische Beiträge zur Manuellen Behand,* Wien., 1889.

Braun. — *Ueber Mechanische Behelfe der gyn. Ther. Allgem.* Wien, 1897.

Bum. — *Traitement manuel des maladies des femmes,* Wiener Med. Presse, n° 40, 1888, n° 12, 1889.

Bunge Otto. — *Beitrœge zur massage des unterleibes insbesondere des uterus und seiner annexa.* Berlin, klin, Wochen, 1882, p. 384

Bylicki. *Méthode de Brandt.* Przegladlekavski, 1889, p. 59.

C

Chéron. — Revue Med. Chir. des maladies des femmes, 1891, p. 309, 639, 703.

Chéron J. et **Batuaud.** — *Mass. gyn.* Rév. Méd. Chir. des maladies des femmes, 1896 et 1897.

Chroback Rudolf. — *Unters der Weblichen Genit und allgem. gyn. Ther.* in-8° Stuttgart. Enke 1865, XXVI, 278.

Coen. — *Contributo clinico al massagio in gyn.* Atti. Cong. gén. Med. Ital. Siena, 1893.

Colmaire. — *La cellulite sous-cutanée ou panniculite.* Thèse inaug., 1899.

Colson. — *Quelques nouveaux cas de mass. gyn.* Ann. Soc. Méd. Chir. Liège, 1896, XXXV, 392.

D

Delassus. — *Myo-cellulite, cellulite pelvienne,* XIII° Congrès intern., Paris, 1900.

Dolega Max. — Voyez **Jentzer.**

Douglas. — Voyez **Graham.**

Duhrssen. — Massage in der gyn., Berlin, Klin., Wochen, 1891, 28 Sept.

E

Engren. — *Zur manuelle therap. in gyng,* in-8° Berlin, 1900.

Erlandsonn. — Cité par **Levin.**

F

Faye. — *Major Th. Brandt's Behandling of uterin liderser ved medic, gymn.* Norsk, Magas, f. Lœgevid. R. 3 Bd 4 p. 25. — Virchow's Jahresb., 1874, II, p. 731.

Fellner. — a. *Klinische Beitrage zur Brandt'schen Methode.* Wien, 1890.

    b. *Die Th. Brandt'schen Behandl, der Weiblichen sexualorg. Klinisch. zeit un streit fragen ?*

Frænkel. — *Ueber meine Behandl. der Scheidengebärmutter Vorfälles.* Breslauer Artzliche Zeitsch, 1888.

Freudenberg. — a. *Traitement des tumeurs abdominales.* Berlin, 1890.

    b. *A propos de Stapfer et de Vineberg. Pratiquons-nous, oui ou non en Allemagne, la méthode de Brandt ?* Le Médecin Praticien. Dresde, n° 29, 1894. Trad. *in* **Stapfer h.**

Frederik. — *Prolapsus utérin et massage.* Annales de la Soc. de Méd. de Liège, 1890, p. 117.

Frumerie. — *Le massage gyn.* Paris, Steinheil, 1897.

G

Galberstam. — *Rapport.* IIIᵉ Congrès des Méd. Slaves. Pétersbourg, 1889.

Geoffroy Saint-Hilaire. — a. *Les œdèmes abdomino-pelviens en gyn.* Thèse de Paris, 1898.

    b. *Traitement kinésique d'une fistule anale.* Rev. de Cinésie, 1901.

    c. *Gynéc. et Massage.* Journal de la Santé, 1901.

Gielskij. — Centralbl. f. Gyn. n° 14, 1889.

Goldspiegel. — *Traitement manuel des maladies des femmes.* Arch. de Tocologie. Paris, 1889. Voyez **Sosnowska.**

Gœnner. — Bâle. *Ueber die Behandl, von Lageverœnderungen* etc. Korrespondents Bl. f. Schw. Aertzt. 1889, p. 65.

Graham Douglas. — a. Massage ; its Mode of applications and effects. in-8° N. Y. D. Appleton et Cᵒ, 1882.

    b. *A Treatise of Massage.* Boston Med. and. Surg. Jour. 1890, p. 119.

Guillarmou. — *Valeur hémostatique de certains mouvements musculaires contre les méno et métrorrhagies chroniques.* Thèse de Paris. Steinheil, 1896.

Gussenbauer. — *Enfahrungen über massage,* in-8°. Prague. Dominicus, 1881.

H

Harayewicz. — *Gimnastyczne leczenie chorob niewiescich, wed Méth. Th. Brandt.* Kr., 1891.

Hardy. — *Massage en gyn.* Annales de la Soc. Méd.-Ch. de Liège, 1894, XXXIII, p. 111.

Hartelius. — *Discussion sur la Méth. de Th. Brandt* à la Soc. Méd. de Stockholm. Hygiœa. Fév. 1865.

Hartmann. — *Gyn. opératoire.* Paris, 1911.

Heitzmann. — **a.** *Die Entzundung des Bekenbauchfells beim Weibe,* Mit 77 Abildungen. Braumüller. Wien, 1883

    b. *Gynäko Massage.* Centralblatt Wien, 1895, XIII, p. 641.

    c. *Mannuelle Behandl der Frauenkr.* Centralbl. Wien, 1900, XVIII, p. 385.

Helleday. — Voyez **Berghmann.**

Hertsch. — Klinische Beiträge zur Th. Brandt'schen Meth. Centralbl. f. Gyn., n° 36, 1890.

Hogner. — **a.** *On the value of. Kin. in gyn. Pract.* J. Am. M. Chicago 1895, XXIV, p. 115.

    b. *On Cellulitis or panniculitis* etc. Med. Times and Register 1896, 25 Apr.

    c. *Intra pelv. massage.* Med. Council. Philadelphia, II, p. 31.

Holzapfel Karl. — *Ueber Indicationen und Erfolge des gyn. mass.* Wien Med. Bl. 1890, p. 627.

I J

Jacobs (?). — *Prolapsus utérin total guéri par le massage.* Rev. Med. Chir. des maladies des f. 1899, p. 574.

Jayle. — Voyez **de Lacroix de Lavalette.**

Jentzer et Bourcart. — *Gymm. gyn. Méthode de Th. Brandt.* 1891. Paris G. Carré. — Genève H. Georg. — *Id.* : die Heil, Gymn. in gyn. und die Mech. Behand, etc. ; nach Th. Br. von Dr **Max Dolega,** mit einer Einführung von **Max Sanger** 1895, Leipsig.

Jones (?). — *The use and abuse of. mass. in gyn.* British Gynœk. J. London, 1889-90. V. p. 89-105.

Jordan. — *Brandt et sa Méthode.* Przegladlekavski. 1888, n° 41-43 (?)

Josephson. — *Om den Manuela Behandl. af gynäk Lidanden.* Stockholm I, Marcus, 1891.

Jourdain. — *Contribution à l'étude et au traitement des congestions frustes intermenstruelles.* Thèse. Lyon. 1903, Rey. éd.

K

Kamenskaya-Shtsepetova. — *Massage gyn.* Sborn Protok. Obst. Kaluzh. Vrach., 1895 et 1896.

Keller. — Voyez **Nitot**.

Kellog. — *Rational Gyn.* (*Massage etc.*) Med. News, n° 7, 1897.

Kjellberg. — Voyez **Hogner**.

Klein. — Mémoires de la Soc. Med. de Strasbourg, 1886-1887, p. 294 et Gaz. méd. de Strasbourg, 1888 p. 56.

Komrs. — a. *Mass. gyn.*, (*Remarks*) Casop. leve eesk V. Praze 1890, XXIX, p. 908-1045.
　　b. *Mass. gyn.* — *Ibid.* 1892 XXXI, p. 455.

Koplik (?). — *Contribution to the Litterat of. Mass. of. the. Ut. and. Annexa.* Amer. Journ. of. Obst. 1889, p. 126.

Kreisel. — Voyez **Braun-Fernwald**.

Kumpf. — *Prolapsus rectal traité par l'élévation.* Wiener kl. Wochensch., 1889, n^cs, 36, 37.

L

Labadie Lagrave et Legueu. — Traité de Gyn. Méd. Ch. Paris.

Lacroix de Lavallette et Jayle. — *Sismothérapie en méd. génér. et surtout en gynéc.* Revue de Gÿn., Paris, 1889, p. 645.

Landau. — a. *Die Gynäk Palpation.* Thérap. Monatshefte, juillet, 1890.
　　b. *Untersuchung und Diätätik Schwangere und Wöchnerinnen.* Méthode de Brandt (?)

Lange. — a. *Ueber vibrations massage speziell bei Frauenkr.* Arch. für Phys. Diätet. Therapeut., Berlin, 1899, I, 134-302.
　　b. *Gymnastique appliquée aux femmes enceintes.* Vortrag in der Berl. Med. Gesellsch., 11 juin 1890.

Leder. — *Dix-huit mois de pratique gyn. chez* **Auvard**. Arch. de Tocologie, 1896.

Le Masson. — *Massage dans la néphroptose.* Leçon faite à la Salpétrière (Service du Prof. Segond). — Bulletin Médical, 25 Nov. 1908.

Lleo. — *La Kinésith. gyn.* Rev. Val. Med. Valencia, 1900.

Levin. — *Rapport à la Soc. Méd. de Stockhlom sur la Méthode de Brandt.* Hygiœa, 1865.

Lindblom. — a. *Gymn. Gyn.* Münchner. Med. Wochenschrift, 46, 47, 48, 1888.
　　b. *Beobachtungen über Veränderlichkeit in der Weiblichen Beckenorg.* Zeitschrift für Geburtshülfe und Gynäk. Band XXII. Heft 1.

Lutikoff. — *La cellulite abd. pelv. et son traitement par la kinésie* (*Méthode Brandt-Stapfer*). Thèse de Paris, 1911.

M

Macnaughton Henri. — *Practical Manuel of Diseases of Womens and ut. Ther.* For Students an Pract. — London. Thindal and C°, 1888, 3ᵉ éd. 1900, 8ᵉ éd.

Mac Cercha. — *Massage gyn.* Przegladlekavski, 1890. B. 469 et suite.

Marshall. — *Local massage in gyn.* Glaskow. Med. Journ. 1895, LIII 203.

Mastrostefano. — *Massage gyn.* Rassegna d'obstet, et gyn. — Napoli, 1895, LIII, 303.

Mayer. — *Massage in gyn.* Journ. am. Chicago, 1894, XXIII, p. 236.

Müller R. — *Ein durch massage Gehcilter Fall von retrofl. adhesiva.* München. Med. Woch., 1890, p. 323.

N

Nikolski A.-I. — *Traitement d'après la méthode de Brandt (Chvedskaïa Gimn. i. Mass).* Vratsch. 1888, n° 23-30.

Nissen. — *Th. Brandt's uter. gymn.* Norks Mag. f. Lœgev. R 3 B 4-5 p. 243-292. Virchow's Jahresb. 1875, II, p. 563.

Nitot et Keller. — *Le massage en gyn.* Traduit de l'ouvrage de **Prochownick.** Paris, Doin, 1892.

Nordhoff-Jung. — *The Brandt Treatment.* Amer. Journ. of. Obst. 1897.

Norström Gustaf. — a. *Sur le traitement des maladies des femmes au moyen de la méthode du massage.* (Communication à l'Académie de Méd. de Paris, 18 janvier 1876). Nilsonn.

   b. *Thèse* de Paris, par X. présentée et non soutenue. (?)

   c. *Massage de l'utérus.* Paris, Lecrosnier Babé, 1889.

   d. *Traité théorique et pratique du massage.* Paris Lecrosnier Babé, 1891.

   e. *Massage dans les affections du voisinage de l'utérus et de ses annexes,* Paris Vᵉ Babé, 1892.

   f. *Migraine.* Trait. par le Massage. Baillière, 1904.

O

Ocrum (?). — Virchow's Jahresb., 1877, I p. 368. Centralblatt für Gyn., 1878, n° 9.

Olshausen. — *Zur gyn. massage.* Central, f. Gyn. Leipsig, 1901.

Operum. — *Traitement de la paramétrite par le massage.* Gynäk. Obstet. Med. d. Bl. Liv. 1, ch. II (?)

Ott. — *Massaj i. gymnastika kak liechebnyi sposob boliezniak jenskoi polovoi spherg.* Vratch, 1889, n° 6.

Otto-Bunge. — Voyez **Bunge**.

P

Pawlik. — *Prolapsus.* Centralbl f. Gyn, n° 13, 1889.

Peltier Goussakoff. — *Méthode de Brandt.* Thèse de Paris, 1895. Battaille Ed.

Percheron. — *Observations inédites* dans ce Manuel.

Peters. — *Massage et bains de boue.* Berliner Kl. Woch. n° 34, p. 489, 1881.

Petit L. — *Le Massage par le médecin.* (D'après **Reibmayr**), Paris, Coccoz, 1885.

Piering. — *Ueber manuelle Behandl. Th. Brandt et Schauta.* Monats f. Geb. Gyn. Berlin, 1900.

Pippingskold J.-A.-J. — *Gymn. de Th. Brandt.* Tinska Lakaressalsk Handl. XXIII, p. 107. Helsingfors.

Platon. — a. *Massage gyn.* Revue de Cinésie, 1899. 144-152.
b. *Massage et invol. utérine.* Gazette des Hôp., 1899, p., 621-623.

Polluco. — *Massagio gyn.* Annales di Ostet. Milano, 1894 XVI, 5; 61; 113.

Popyalkowski. — *Massage* Prizhenskikh Boliezn. *I.-V.* Akushorstvie. Moskva, 1897.

Pozzi. — *Accidents causés par le massage gyn.* Bull. de la Soc. de Chir. de Paris, 1895. Voyez la réponse de **Stapfer**. *Lettre à Pozzi* dans ce Manuel.

Preuschen. — a. *Die Heilung der Vorfaller der Gebärm. durch gymn. der Beckens musculatur und methodische uter, Hebung.* Centralbl. f. Gyn. 1888, n° 13.
b. *Weitere drei Fälle von Heilung des Vorfalles der Gebärm. durch gymn. der Becken muscul. und Method. uterus Heb.* Centralbl. f. Gyn, 1888, n° 30.
c. *Die Schwedische Heil gymn. in der gyn.* Berlin. Klin. Wochen, 1891, p. 115-119.

Prochownick. — (par corruption **Pronownich** *in* **Nitot** et **Keller**. Trad.)
a. *Zur Behandl, alter Beckenexsudaten.* Deutsch. Med. Wochensth. 32-33, 1882 ou 1884. (Communication au Congrès de Magdebourg.)
b. *Massage in der Gyn.* Sitzungsber. d. 57 Versam Deutsch Naturfor und Aertze. 1884. LVII, 229-232. Magdeb.
c. *Massage in der Frauenheilkunde.* Leipsig, 1890. Voyez **Nitot** et **Keller**.

Profanter. — *Die Massage in der Gyn.* Mit einer Vorrede des Prof. **Schultze** in Iena. 34 Abbild. Wien W. Braumüller, 1887.

Q

Quincieu. — Voyez **Sibirtzoff.**

R

Reeves Jackson. — *Uter. mass. as a mean of treating certain forms of enlargement of the Womb.* Transact. of the Amer. Gyn. Soc. V, 1881. (*in* **Jentzer**) 1880 (*in* **Reibmayr**) Voyez aussi : Boston Med. and Surg. 1880, p. 291 (*in* **Peltier Goussakof**).

Reibmayr. — a. *Die Massage und ihre Verwerthung* Verschiedenen discipliner der praktischen medicin. Wien 1883, Tœplitz et Deuticke.

   b. *Die Technik der massage.* Wien, 1884, Tœpl. et Deut. Voyez **Petit L.** *Trad.*

   c. *Unterleibs massage mit Spec. Berüchsichtigung der Anwendung in der Gynœk,* 1889 (*in* **Jentzer** et **Bourcart**).

Remisoff. — Assistant de **Snieguireff.** *Le Massage en gyn.* S. Predisloviem, Moscou, 1891.

Resch. — a. *Ueber die Anwendung der Massage.* Centralb. f. Gyn. 1887, n° 32 V. F. Snegirewa Moskva, 1889.

   b. *Gymnastiken sosom Botmedel* etc. de Brandt. *Trad.* 1888.

Rosenstein. — *in* **Jentzer** et **Bourcart. Rosenstirne** *in* **Peltier Goussakoff.** — **Rosenstirn** *in* **Reibmayr.** *Kolossale Hematocele behandelt durch massage,* Centr. f. Gyn. V. 13. 1881, p. 305.

Romano. — Effets dynamogènes cardio-vasculaires du mass. abd. (Expérim. Clin. et Phys.) Thèse de Paris. Baillière, 1895. Complément *in* Traité de Kin. gyn par **Stapfer.**

Roth. — *Brandt's treatment of female diseases by the movement cure.* London, 1882.

Rubinstein J.-B. — *Liechebnoye znachenïe gynckologicheskavo massage pri ambulatornom gevo Primienenii* (Medicinal Value of Gynœcological massage outside the Hospital). — Saint-Pétersbourg, 1895.

Rumpf W.-H. — *Pelvic Massage in gynœk.* Tr. Chicago. Gyn-Soc, 1894-1895.

   Also : Am. Journ. of. Obst., N.-Y., 1895, XXXI, 37-43.
   Also : Cincinn. Lancet-Clinic., 1895, XXXIV, 59-64.
   Also : (Transl.). Archives de Tocologie, Paris, 1895, 211-216.

S

Salin. — *In* **Josephson** et **Stapfer.**

Sanger Max. — *In* **Jentzer** et **Bourcart.**

Saquet. (Nantes). — a. *Action trophique locale du massage abdom. leger.* Bull. gén. de thérapeutique, 8 nov. 1908.

b. *Gymnastique ou massage en thérapeutique*, A. F. A. S. Angers, 1903. Rev. de Cinésie, 1983. Presse Méd., 1904.

c. *Massage français léger. Sa supériorité.* Congrès de l'A. F. A. S. Boulogne-sur-mer, 1899. Rev. de Cin., 1899.

d. *Trépidation mécanique locale ou vibration.* Congrès de l'A. F. A. S. Nantes, 1898. Méd. mod., 1898.

e. *Vaginisme traité par le massage Suédois.* A. F. A. S. Angers 1903. Rev. de Cinésie, 1903.

f. *Voyage médical en Scandinavie.* Gaz Méd. de Nantes, 1905. Voyez aussi : *in* Gaz. méd. de Nantes 1893, 1894 : *contractures périartic ; crampe professionnelle ; troubles de la sensibilité ; névralgies ; suites de phlébite. In* Rev. de Cinésie, 1900, 1901, 1903, 1908, 1909 : *Trépidation et micro-organismes ; scoliose ; vibrations ; tumeurs blanches ; luxation réduite sans massage ; constipation.*

Schœffer. — *Manuele Behandl in der Gyn.* Therap. Monat., 1890 p. 432 (?)

Schamrayeff K.-A. — *Materiali K. Ostrienkie sposoba Th. Brandt's K. Liechebnavo Methoda pri Zabolevaniach jenskoï polovo isperi.* (On the Estimation of Brand'ts Method as a Method of Treatment in diseases of the female sexual sphère), in-8° Saint-Pétersbourg, 1897.

Schauta Friedrich. — *Ueber Gynäcologische Massage.* Medicinische Wander-Vorträge. Janvier 1889.

Schultze. — Voyez : **Profanter.**

Seiffart. — *Die Massage in der gynœk.* Stuttgard, 1888.

Sénépart. — *Communication orale et épistolaire (in* ce Manuel).

Sibirtsoff. — *Trait. kinésique de certaines dysménorrhées* (Clinique de **Quincieu**). Thèse de Lyon. Reg, 1905.

Sielski. — *Prolapsus.* Wiadomoscilekar 1888, p. 137 et Centralb. f. Gyn. 1888 p. 49.

Siemianikow. — *Vingt-huit observations* (Clinique de **Slavjansky**). IIIᵉ Congrès des Méd. Slaves. Saint-Pétersbourg, 1889.

Sinan. — *Méthode Brandt-Stapfer.* Le Mans. *Lith.* (1899 ?)

Slavjansky. — Voyez **Siemianikow.**

Sneidern V. Ellen. — *Behandl. Weiblicher Geschl. de Th. Brandt.* Trad. in Traité de K. Gyn. (**Stapfer.**)

Snieguireff. — Voyez **Remisow.**

Sosnowska. — a. Voyez **Goldspiegel.** b. *Traitement des maladies des femmes par la Méthode de Th. Brandt.* (12 Obs. 1889-93) Archives Gén. de Méd. de Paris, 1893 XXXII p. 693-706.

c. *Technique du massage gynéc.* Rev. de Cinésie, 2ᵉ série, mars 1903.

d. Société de K. G. ; *passim.*

Soutougine. — *Conclusions sur la méthode de Brandt*, par les Méd. Slaves du 3° Congrès.

Stapfer. — **a.** *La Kinésithérapie gyn.* Rapport au Ministre et Communication à l'Acad. de méd. sur. la méthode de Brandt. Annales de Gyn. Aout, Sept., Oct. 1892. Edit. Maloine. Paris.

   b. *Applications de la Kin. gyn. à l'Obstétrique.* Soc. Obst. de France, 1893. Voyez aussi : 1895 et 1896.

   c. *Cellulite et myo-cellulite localisée douloureuse.* Ann. de Gyn., Juillet-Août 1893.

   d. *Le Réflexe dynamogène du massage abd.-pelv.* (Thèse de **Romano**) XXXIX Obs. et Cl. Experiences. Phys.)

   e. *Gymnastique et massage.* Soc. Cl. des Praticiens de France, Avril (?) 1895.

   f. *Dépendance des mouvements du cœur et de la circul. abdom. Description d'une variété inconnue de syncope par cardio-constriction.* Soc. de Biologie, 13 Déc. 1895.

   g. *Résultats éloignés du Trait Kin.* Annales de Gyn., mars 1896.

   h. *Traité de Kinés Gynéc.* Avec figures. In-8° de 600 pages, Paris, Maloine, 1897. Ouvrage contenant la *traduct. du livre allemand de Brandt* (**E. von Sneidern** collabor.)

   i. *Comment on fonde une méthode.* Leçon professée dans le service de Baudelocque (Professeur Pinard), 1898.

   k. *La Kin. Gyn.* OEuvre Méd. Chirg. des Nouveautés scientifiques (Critzman). n° 16 Paris, Masson, 1899.

   l. Revue de Cinésie du Dr **Mesnard** et Arch. de Kin. du Dr **Bloch**, années 1900-1901-1903-1904-1909 ; Pratique des agents physiques ; années 1910, 1911, 1912.

   m. Congrès : 1° Internationaux Gynéc. et Physioth. de Rome 1894, 1907, de Genève 1896, de Paris 1910 ; 2° Nationaux : de Bordeaux, 1895 ; de Paris (Médecins de langue Française), 1908, 1909, 1911, 1912.

   n. *Indications, contre-indications, dosage du Trait. Kin.* Paris Vigot, 1906.

   o. *Consultations ; Journal d'un praticien.* XCIX. Obs. In-8° de 500 pages. Paris, Vigot.

   p. *Les Vagues utéro-ovariennes.* Note préliminaire présentée par E. Perrier. Comptes rendus de l'Acad. des Sciences, 22 janv. 1912. Mémoire *in* OEuvre Méd. Ch. N° 69 (Critzman) Paris, Masson.

Skutsh. — *Zur therap des retrofl. uteri.* Arch. f. Gyn. 1888, XXXII p. 481. Voyez aussi : Fortschr. der Medecin. Berlin, 1er juill. 1887.

Stas. — Traduction du livre de **Resch.** Imprimerie Buschmann. Rempart de la Porte du Rhin, 1891.

Stocker. — *Zur Massage bei Fixirten Retroflex.* Centralbl. f. Gyn. 1892, p. 25.

Stratz. — a. *Gynéc. massage.* Med. Weeckbl. 1894, Amsterdam.
  b. *Een en ander over Gyn. Mass.* Nederl. Tijd. v. Verlosk en Gyn. Haarlem 1897, VIII, 201-213, 1 Pl.

Stroynowski. — *Deux guérisons de prolaps. uter.* Przegldlekavski. 1889 p. 59. et Centralbl. f. Gyn 1889, n° 29.

Szabo. — *Ueber Massage in der Gyn.* Pester. med. Chir. Presse, 1884, n° 19.

Sylven. — Voyez **Levin.**

T

Theilaber. — *Thure Brandt's Meth.* Artz. Zeitschr. Berlin. 1888, 10. Münchn. Med Wochensch. 1888, n°s 27, 28.

V

Viderström. — *Om Myiter och Celluliter i bäkenbotten.* Hygiœa 1891. Sid. 166. Trad. in **Stapfer** h. p. 613.

Vierow. — *Zur Mechanisch. Behandl. der Dysmenorrhœ bei Antefl. Uteri.* Nach Th. Brandt Centralbl. für Gyn. 1890 p. 930.

Vineberg Hiram N. — a. *Th. Brandt's Meth.* N.-Y. Med. Journal 1891.
  b. *Two years Expérience with Pelvic-Massage in Gyn. cases ; with Report of cases.* N.-Y Amer. Journ. of Obst. 1893. XXVII, 161, 392. N.-Y. Woodand C°, in-8°, 1893.

Vulliet. — *Le massage en gyn.* Technique et Obs. Clin. reçueillies par **Mihram Boyadyian.** Journal de Méd. de Paris, 1888, n°s 15, 16. Genève, Rivera et Dubois 1889 et Paris, Baillière, 1890.

W

Weissenberg. — *Beitrag zur massage der uterus.* Centralbl. f. Gyn. 1889, n° 22.

Westerchulte. — Voyez **Ziegenspeck.**

Wetterwald. — a. *La méthode de Th. Brandt en Allemagne et en France.* Revue de Cinésie. Janv.-fév. 1907.
  b. *Kinésithérapie manuelle et mécanothérapie.* Rev. de Cin., avril 1907.
  c. *Kinésithérapie dans l'artério-sclérose,* Rev. de Cin., juin 1908.
  d. *Les névralgies du tissu cellulaire.* Ier Congrès de Physioth. des Médecins de langue française, Paris, 1908.
  e. *La pré-sclérose organique et son trait. manuel.* IIe Congrès, de Physioth. des Méd. de langue fr., Paris, 1909.
  f. *Le massage dans les névralgies.* Journal des Praticiens, 21 Aout 1909.
  g. *Appendicite, pseudo-appendicite, annexite.* Arch. Gén. de Kin. Juil.-Août 1909.

h. *Les névralgies.* Paris, Vigot, 1910, in-8°.

i. *Trait manuel dans les névralgies, névrites et autres formes de la cellulite.* Méd. mod., 26 Mars 1910.

k. *Indications et contre-indic. du massage dans les névralgies.* La Clinique, 3 Juin 1910.

l. *Trente obs. de trait. manuel neuro-cutané.* III° Congrès de Phys. des méd. de L. F. et Pratique des agents physiques.

m. *Un cas typique de cellulite abdom. pelv. subaigue.* Pratique des Agents Phys. n° 11.

n. *Topographie des névralgies.* Planche Iconog. Paris, Maloine.

o. *Principes généraux de la gymnastique de Ling.* Pratique des agents physiques, n° 10.

Will O.-B. — *Local massage in pelvic discords of Women.* Peoria. M.-J., 1899, IV, 249-256.

Winawer. — a. *Ueber die Th. Brandt'sche Meth. als Mittel die Erkrankten tüben Palpiebar zu machen.* Centralbl. f. Gyn. 1882 ; 52.

b. *Paramétrites nach Th. Brand's Meth.* Kronika Lekarska War. 1889 p. 318-335, Varsovie.

Winiwarter. — *Die massage Behandl von Frauenleiden.* Wiener. Méd Blätter. 1878, n°ˢ 29, 30, 31.

Winogradawa Loukiskaja. — *Massage gyn.* Rev. Méd. russe, 1890, p. 1059.

Z

Zalesowa. — *Le massage en gynéc.* Gaz. Méd. russe, 1892, p. 213.

Ziegleroth. — *Ueber eine unangenehme Nebenwirkung der Gynéc. Massage.* Arch. f. Phys. Diät. Therap. Berlin, 1900.

Ziegenspeck. — a. *Ueber Thure Brand'ts Verfahren der Behand. von Frauenleiden.* Sammlung Klinischer Vorträge. 1890. n°ˢ 353-354, Leipsig.

Id. *Treatment of diseases of Women by massage.* Wood's M. and. S Monog. N.-Y. 1890, VI, 349-406.

b. *Anleitung zur massage Behand (Th. Brandt) bei Frauenleiden, für Praktische Artze.* Mit 17 Abbild. Berlin, 1893.

Id. *Massage Treatment (Th. Brandt) in diseases of Women for Practitioners.* Authorised. Transl. by Dʳ **F. H. Westerschulte** in 8° Chicago, 1898.

Zollmann. — *Zur Technik der vibrations massage bei Frauenkr.* Arch. f. Phys. Diät. Ther. Berlin, 1900.

TABLE DES MATIÈRES

PREMIÈRE PARTIE

HISTOIRE CRITIQUE DE LA MÉTHODE BRANDT-STAPFER
(1847-1912)

DEUXIÈME PARTIE

PHISIOLOGIE NORMALE ET PATHOLOGIQUE

CHAPITRE PREMIER
LES VAGUES UTÉRO-OVARIENNES

CHAPITRE II
LA THÉRAPEUTIQUE PAR LE MOUVEMENT

CHAPITRE III

LA CELLULITE ABDOMINO-PELVIENNE

Étude clinique d'un syndrome commun aux affections génitales.

TROISIÈME PARTIE

PRATIQUE DE LA MÉTHODE

CHAPITRE PREMIER

EXPLORATION

CHAPITRE II

DESCRIPTION DU MASSAGE ET DE LA GYMNASTIQUE

CHAPITRE III

APPLICATION DU MASSAGE ET DE LA GYMNASTIQUE

A. — TROUBLES FONCTIONNELS

QUATRIÈME PARTIE
PIÈCES JUSTIFICATIVES

CINQUIÈME PARTIE
INDEX BIBLIOGRAPHIQUE

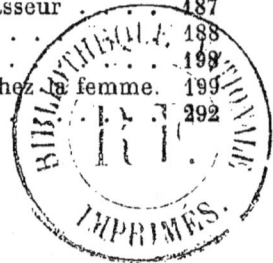

MANUEL PRATIQUE
DE KINÉSITHÉRAPIE

PAR

L. DUREY, R. HIRSCHBERG, R. LEROY
R. MESNARD
G. ROSENTHAL, H. STAPFER, F. WETTERWALD
E. ZANDER J[or]

Publié en 7 fascicules in-8° se vendant séparément.

Viennent de paraître :

Fascicule I. *Le rôle thérapeutique du mouvement. Notions générales* (F. WETTERWALD). *Maladies de la circulation* (E. ZANDER J[or]). 1 vol. in-8° . . . . 3 fr.
Fascicule II. *Gynécologie* (H. STAPFER). 1 vol. in-8°. . . . . 4 fr.

Paraîtront ultérieurement :

Fascicule III. *Maladies respiratoires [méthode de l'exercice physiologique de la respiration]* (G. ROSENTHAL).
— IV. *Orthopédie* (RENÉ MESNARD).
— V. { *Maladies de la nutrition* (F. WETTERWALD).
  { *Maladies de la peau* (RAOUL LEROY).
— VI. *Les traumatismes et leurs suites* (L. DUREY).
— VII. *La rééducation motrice* (R. HIRSCHBERG).

A LA MÊME LIBRAIRIE